Cromoterapia

a Cor e Você

Valcapelli

Cromoterapia

a Cor e Você

4ª Edição

E. Roka

ISBN: 85-7241-095-3

ISBN: 85-7241-095-3

Dados Internacionais de Catalogação na Publicação (CIP)
(Câmara Brasileira do Livro, SP, Brasil)

Valcapelli
Cromoterapia : a cor e você/Valcapelli. – São Paulo : Roka. 1998

Capa: Benedito Endrissi de Jesus

Bibliografia.
ISBN 85-7241-095-3

1. Cor – Uso terapêutico I. Titulo.

94-2689 CDD-6115-85 NLM-WB900

Indices para catálogo sistemático:

1. Cor: Uso terapêutico: terapias alternativas 615..85
2. Cromoterapia: Uso terapêutco: Terapias alternativas 615.85

1998

Editora C Roka Ltda.
Rua Dr. Veiga Filho, 698
CEP 01229-001 – São Paulo – SP
Tel/Fax: (011) 3667-4861 / 3662-3475
www.editoracrokaltda.com.br
E-mail: roka@editoracrokaltda.com.br

Impresso no Brasil
Printed in Brazil

Agradecimento

Agradeço à vida por trazer
as oportunidades e por ter
encontrado as pessoas certas
no momento certo,
permitindo que esse livro se
tornasse real.

ÍNDICE

Capítulo Seis

Capítulo Sete

Capítulo Oito

Capítulo Nove

AO LEITOR

Que você possa encontrar nas cores
uma melhor qualidade de vida.
Sinta-se no verde,
para ter equilíbrio e harmonia,
mas não se esqueça do preto,
que é seu manto de proteção.
Caminhe no azul,
para a paz encontrar,
mas banhe-se com o vermelho
para a vitalidade brotar.
Brilhe no magenta,
mas não se esqueça do marrom,
para não dispersar.
Nunca esqueça o laranja,
para mais caminhos se abrirem.
Deixe surgir o amarelo,
para seus dias sorrirem.
Em sua vida não abandones
o violeta, que é a cor da elevação.
Nesta jornada de um arco-íris
que se inicia, não se afobe
na caminhada por cada cor,
para a claridade sempre
poder acompanhá-lo.
O melhor foi feito;
use estas páginas para consultar.
Que haja uma ligação harmônica entre:
CROMOTERAPIA, A COR E VOCÊ.

PREFÁCIO

Nasci interiorana e espiritualista. Palavra bonita, tão usada nestes dias.

Só que eu não sabia quem era, até os famosos anos 60, quando cursava a faculdade; foi quando me dei conta que estava atrás de alguma coisa indefinida, não encontrada ainda. O caminho foi longo e a busca continuará sempre.

Mas como toda estória começa de alguma forma, estudei várias filosofias e crenças. Na verdade, estava procurando algo mágico que me desse milhões de respostas, hoje eu sei que isto não existe.

Um jovem ajudou-me muito no aprendizado. Mostrou-me com a sua fé, que as respostas estão e sempre estiveram dentro de nós.

Esse jovem é Valcapelli.

Fez com que eu redescobrisse o universo de cores e observasse o efeito dele em nós.

Assistir às suas aulas foi como deitar-me de novo na grama da minha infância, numa tarde de verão e ficar vendo os anjos invisíveis com suas asas multicores brincando com as nuvens e formando desenhos com elas.

E a vida era uma aventura incrível, onde às noites de lua cheia, sucediam-se tempestades maravilhosas, escuras, brilhantes ou simplesmente uma calmaria morna, rosa, onde o tempo parava e ficava no ar aquele perfume de mistério e expectativa.

Depois da chuva forte, branca, o sol aparecia quente, a terra molhada era cheirosa e íamos brincar de tesouro perdido num ribeirão pequeno que passava no fim da rua, onde eram jogadas as contas coloridas de cristal não usadas pela fábrica de terços.

Assim eram aqueles dias...uma mistura de cores, cheiros, sonhos, pés descalços, pipoca feita no fogão de lenha, jaboticaba comida no pé, dores, alegrias e sobretudo uma confiança incrível na vida e na felicidade a que todo ser vivente tem direito.

Cinqüenta anos depois, a gente se pergunta: para onde foi aquele tempo? Procura retomar aquela sensação e esquece que todos os minutos da vida podem trazer momentos tão ricos e belos como aqueles.

E aí...encontrei Valcapelli.

Fez-me pensar, entender e viver.

Essa sorte eu quero compartilhar com vocês. Ele flui com a vida, de mãos dadas com ela pelos mais diferentes caminhos, porque acredita que a natureza é pródiga e sempre trabalha por nós, desde que a deixemos fazer seu papel.

O arco-íris reflete há milênios as mesmas cores e, afinal, se o Poder Maior que tudo governa não fez o mundo só em preto e branco, é porque há um motivo muito grande. O levou a pintar de cores tudo o que existe.

Para que servem as cores, como usá-las e como podem ajudar-nos é o que este livro nos diz.

É um trabalho sério, de muitos anos de pesquisas, feito por alguém que realmente ama o que faz.

Obrigada Val, por poder deixar escrito aqui o quanto você é amado, importante para mim, para seus amigos e alunos, e especialmente o quanto entende, é profundo e competente naquilo que faz: Ser um Cromoterapeuta.

Isis Maria Freire Fonseca Maneschi

Capítulo Um

A LUZ

A percepção do mundo físico ocorre em função da incidência da luz que é refletida pelos objetos. Alguns objetos são atravessados pela luz e outros não, os objetos opacos projetam sombras.

A curiosidade humana percorreu um longo caminho de pesquisa para identificar a luz. Muitos pesquisadores da sociedade contemporânea formularam teorias que, mesmo com pouco fundamento, serviram de base para a posteridade.

O físico e matemático inglês, Isaac Newton, sustentou a teoria das emissões: "A luz é constituída por corpúsculos que se deslocam em linha reta e com velocidade constante nos meios homogêneos".

Já na antigüidade, sabia-se da propagação retilínea da luz, sendo conceituada de raio luminoso. Sobre esse conceito, foi constituída a ótica Geométrica. Vários pesquisadores desenvolveram muitas teorias. Entre elas, convém mencionar duas, dos físicos William R. Hamilton e Karl F. Gauss: "Os raios luminosos são independentes uns dos outros; o fenômeno ocorre em direção oposta e o caminho percorrido pela luz será o mesmo, isto é, o retorno da luz é inverso". Com estas teorias, constata-se a reflexão angular da luz: quando um raio luminoso atinge uma superfície polida, é refletido com uma perpendicular, formando um ângulo de incidência e de reflexão.

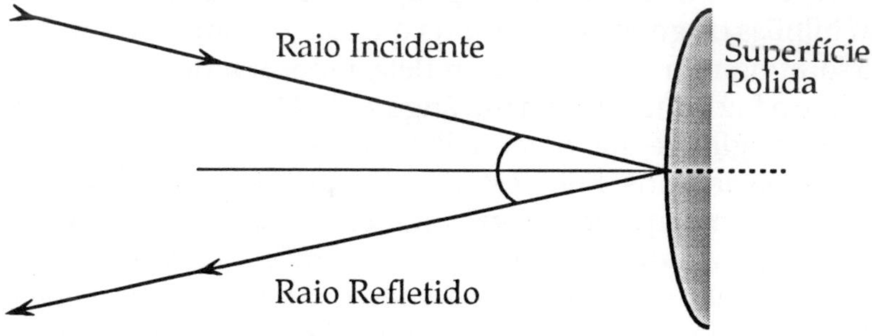

Esta teoria de reflexão angular do raio de luz vem comprovar a experiência de Newton, quando verificou que um raio de luz branca, ao atravessar um prisma de vidro, se decompõe em vários feixes coloridos que ele denominou: "Espectro da Luz". A decomposição da luz ocorre porque cada cor tem um índice de refração diferente. Outra importante experiência diz respeito ao clássico disco de Newton, que é composto pelas sete cores refratadas no prisma. Ao ser girado rapidamente, sobrepondo-se em nossa vista, as cores dão a sensação de branco.

Uma vez que a luz branca é a junção de todas as cores, baseando-nos na teoria de Hamilton e Gauss, concluímos que o raio refletido, no mesmo ângulo do raio incidente, contém as principais cores, que possuem ângulos diferentes umas das outras. Encontramos um extremo, o raio refletido da cor violeta, com um ângulo de reflexão menor que o do vermelho, que se encontra no outro extremo. Para perceber esse fenômeno, basta criar a condição necessária de refração. A decomposição se dá quando o raio luminoso penetra um meio transparente, que possui índice de refração diferente para cada cor. Este fenômeno é denominado dispersão da luz.

Um interessante fenômeno natural onde ocorre a disperção é o arco-íris.

Formação do Arco-Íris

No período que sucede ou antecede uma chuva, há uma grande quantidade de gotículas de água pairando no ar, suspensa na atmosfera. Em cada gotícula, a luz solar sofre decomposição: o vermelho cobre a parte externa da gota, enquanto o violeta fica no centro da partícula da água. Isso ocorre simultaneamente em bilhões de gotículas. Por uma questão de simetria, a posição do sol atingindo a gotícula que reflete no observador, considerando que a luz violeta forma um ângulo de 41 graus com a direção da luz original e que o vermelho tem um ângulo de 43 graus, resulta no arco-íris. Entre essas duas cores percebemos as intermediárias em seqüência vibracional, com os ângulos variáveis de uma cor para outra. Podemos concluir então, que o arco-íris que alguém vê não é o mesmo observado por outra pessoa a apenas dois metros de distância, pois as gotículas que refletem uma cor de acordo com o ângulo em que se encontram, não são as mesmas que refletem aquela cor para os olhos do outro observador.

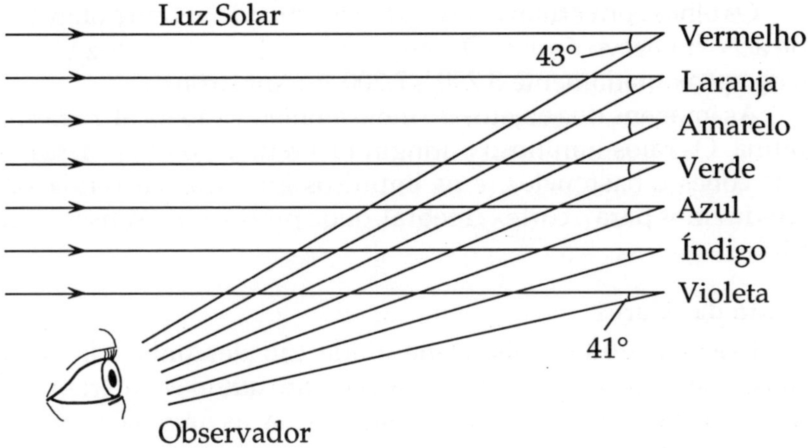

A formação do arco-íris ocorre quando o sol está próximo do horizonte, no início da manhã ou no final da tarde. O sol e o arco-íris estão sempre em posições opostas: pela manhã, o arco-íris se forma do lado poente e à tarde, no nascente.

Fenômeno semelhante ao do arco-íris pode ocorrer em certas ocasiões, originando anéis coloridos em torno do sol ou da lua. Isso ocorre pela decomposição da luz proveniente do astro, ao atravessar gotículas de água ou pequenos cristais de gelo na atmosfera.

OLHO

A camada pigmentada da coróide, próxima à retina, absorve os raios luminosos, evitando a reflexão dos mesmos. De volta, através da retina, tal reflexão provocaria um embaraçamento das imagens visuais.

Os raios luminosos fazem toda a trajetória da fóvea (ponto de maior percepção visual). A partir daí, é realizada a química da visão, e os sinais são enviados pelas células foto-receptoras aos nervos ópticos, que os enviam ao cérebro.

Quando a atenção é atraída para um objeto, ou fixada no mesmo, os olhos são normalmente movidos de maneira que os raios luminosos, vindos do objeto, incidam sobre a fávea.

Mecanismo de Formação da Imagem

Os olhos convertem energia do espectro visível em potenciais de ação do nervo óptico. O comprimento da onda de luz visível é de aproximadamente 3.790 a 7.200 Å (Angströns).

As imagens dos objetos do meio ambiente são focalizadas na retina. Os raios luminosos, atingindo a retina, geram potenciais nos cones e bastonetes, e os impulsos iniciados na retina são conduzidos para o córtex cerebral, onde produzem a sensação da visão.

Visão das Cores

Existem muitas coisas que ainda são desconhecidas pela ciência sobre a visão das cores. Parece claro que existem três tipos de cones na retina e que, de alguma forma, as interações desses três sistemas de cones determinam a cor percebida. Cada um deles é sensível a um tipo de onda colorida, que caracteriza as três cores básicas da versão – vermelho, verde e azul – em decorrência do caráter vibracional da luz. As cores secundárias são percebidas a partir da interação de dois cones. Por exemplo, o violeta é a sensação causada pelo estímulo dos cones sensíveis ao vermelho e azul.

O branco é o estímulo em igual proporção das três cores. O preto é a sensação produzida pela ausência da luz, e quando a luz atinge uma superfície preta não há reflexão, é uma energia que não estimula nenhum dos três cones da visão.

Na característica da visão das cores, é importante observar os aspectos físicos, biofísicos e psicológicos sobre a cor.

As cores têm três atributos: matiz, intensidade e saturação

Matiz – união das cores misturadas com proporção.

Intensidade – grau de propagação da energia da cor (mais forte ou mais fraca).

Saturação – ou grau de diluição com o branco, nesse caso obtém-se as tonalidades mais suaves da cor. A saturação de uma cor misturada com o branco será menor do que a média de saturação da cor quando intensa e viva.

Principais Anomalias Físicas que Alteram o Órgão da Visão

Daltonismo

O termo é em homenagem ao cientista inglês John Dalton, que possuía esta deficiência e foi o primeiro a realizar sistemáticos estudos sobre a cegueira parcial das cores.

Daltonismo é o nome mais comum para Acromatopsia, que é a incapacidade de distinguir cores. É uma condição hereditária.

A forma mais comum de daltonismo ocorre em 8% da população masculina. É a incapacidade de distinção entre o vermelho e o verde.

As cores são percebidas pelos cones, porém em decorrência de algum desligamento entre os cones responsáveis pela captação das cores vermelha e verde, não se consegue fazer uma distinção entre elas. Esta é uma teoria provável.

Albinismo

É a ausência congênita total ou parcial de pigmentos na pele, no cabelo e na íris ocular. Denominada monocromatismo, essa deficiência deixa a pessoa totalmente cega para as cores. Vêem somente o branco, o preto ou tonalidades cinzas.

Um aspecto importante nesta moléstia é possuir uma captação da luminosidade aproximadamente normal.

A percepção do branco resulta da soma das atividades dos três cones. Eles existem nessas pessoas, mas talvez não estejam ligados entre si. Por isso, as condições individuais de cada um não podem ser percebidas. Assim, não há distinção de cores, matizes e tonalidades.

Para os albinos não se deve usar a cor vermelha, pois é contraindicada.

VIBRAÇÃO, ONDAS E CORES

Toda vibração emite uma onda e a onda é uma vibração que se propaga. O número infinito de ondas, provenientes de uma infindade de fontes que estão irradiando constantemente, se cruzam, mas não se confundem porque mantém características próprias. São elas:

Amplitude – metade do percurso de uma oscilação(desenho de A a B).

Freqüência – número de oscilações em unidade de tempo, (desenho de A a A) que passa pelo ponto X e é denominada freqüência da onda por minuto ou segundo.

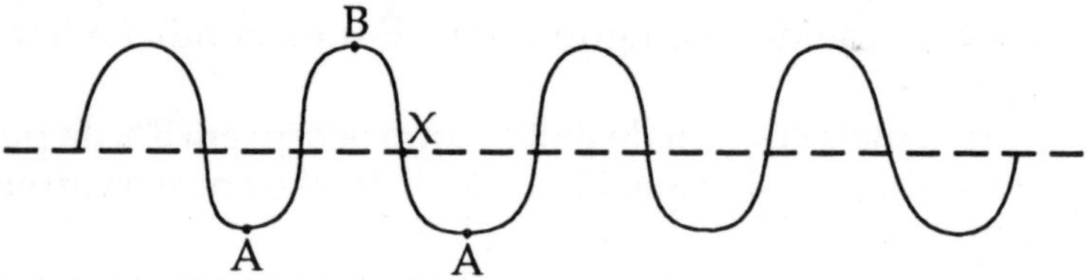

O que diferencia o tipo de irradiação é a amplitude da onda. Cada tipo de vibração possui várias freqüências, como por exemplo: ondas hertezianas, emitidas por osciladores elétricos – uma estação de rádio transforma as ondas sonoras em vibrações que caminham pelo ar em determinada freqüência e, em cada freqüência, sintonizamos uma emissora de rádio. Ondas luminosas provenientes de fontes luminosas. Nas diferentes freqüências encontramos cores diferentes, etc.

Toda onda em qualquer amplitude ou, melhor dizendo, proveniente de qualquer fonte energética contém cor, som, forma (imagem), temperatura e aroma.

De acordo com a freqüência ondulatória encontramos o tipo de som, o matiz de cor e os demais elementos acima mencionados. Por exemplo: um instrumento de corda, em função do atrito nas cordas, emite notas musicais de Dó a Si. Na associação do som com as cores, constatou-se que a freqüência em Dó vibra na cor vermelha e em Si na cor violeta.

Comprimento das Ondas Coloridas

Com a mesma velocidade que a luz se desloca em forma de onda, a 300.000 quilômetros por segundo, as diferentes cores contidas na luz branca possuem comprimento de ondas que podem ser medidas em uma unidade conhecida como Angström (Å), que mede um décimo milionésimo de milímetro. A cor vermelha tem comprimento de onda que varia entre 6.700 e 6.200 Å; o laranja de 6.200 e 5.900 Å; o amarelo de 5.900 a 5.600 Å; o verde de 5.600 a 5.100 Å; o azul de 5.100 a 4.700 Å; o índigo de 4.700 a 4.500 Å; e o violeta de 4.500 a 4.000 Å.

COR

A cor que percebemos em um objeto é produzida pela incidência da luz branca sobre a superfície coberta por pigmentos (tinta), ou na condição normal da matéria desse objeto que, ao receber a luz branca, tem a capacidade de absorver algumas vibrações e refletir as demais.

A luz branca é formada pelas diversas irradiações coloridas, que podem ser refletidas pelos objetos individualmente ou na combinação de alguns desses raios, como também podem ser separadas com o auxílio de um prisma, formando uma imagem conhecida como espectro. Do ponto de vista estritamente físico, o espectro é formado por um número infinito de cores. Tecnicamente, as sete cores: VERMELHO, LARANJA, AMARELO, VERDE, AZUL, ÍNDIGO E VIOLETA são consideradas como integrante da luz branca, e a junção dessas cores compõe a luz branca.

As cores do espectro podem ser combinadas de muitas maneiras e produzir novas cores. Reunindo as três primeiras – Vermelho, Laranja e Amarelo – obtemos Amarelo-Alaranjado; na mistura das outras quatro – Verde, Azul, Índigo e Violeta – se produz um Azul-Violáceo; juntando esse Azul-Violáceo com o Amarelo-Alaranjado, obteremos novamente a luz branca. Por esse motivo, essas cores são chamadas de complementares.

De modo geral, consideram-se complementares as cores de cuja junção se obtém o branco, no tocante à luz; nos casos dos pigmentos se obterá o preto. Essa técnica é muito usada pelos pintores e decoradores para produzir o contraste agradável ou a forte oposição. Na cromoterapia, é através das complementares que se neutraliza uma disfunção existente no organismo.

Na prática, não é facil se obter o branco (no caso da luz) ou o preto (no caso do pigmento) pela reunião de duas cores. Porém, o resultado será obtido empregando três cores convenientes. Essas três cores são denominadas cores básicas; de acordo com os pigmentos, são elas: VERMELHO, AMARELO e AZUL. As cores secundárias são resultantes da mistura de duas cores básicas, por exemplo: Vermelho e Amarelo = Laranja; Amarelo e Azul = Verde; Vermelho e Azul = Violeta. Da mistura de uma cor primária (básica) com uma secundária, obtemos as cores terciárias. Continuando a misturar as cores, vamos ter uma gama infinita de matizes até chegarmos ao preto.

No tocante à luz, as cores primárias são: VERMELHO, VERDE e AZUL, e quando combinadas em diferentes intensidades podem originar qualquer outra cor. Utilizando-se lanternas coloridas, sobrepondo variações das três primárias, obtemos: do vermelho e verde, o amarelo; do vermelho e azul, o violeta; do azul e verde, o ciano.

Para cada cor existe uma complementar. Então denominamos cores complementares aquelas que faltam para obtermos as três cores básicas, por exemplo:

A cor complementar do AMARELO é o VIOLETA;
A cor complementar do LARANJA é o ÍNDIGO;
A cor complementar do VERMELHO é o AZUL;
A cor complementar do VERDE é o MAGENTA.

Podemos dizer que cada cor secundária é complementar de uma primária que não entrou na sua formação, porque da soma das duas obtém-se o branco (na luz) ou o preto (no pigmento).

Uma regra prática para descobrirmos as complementares é olharmos fixamente por cerca de 30 segundos para uma superfície colorida, e em seguida para uma superfície branca, quando surge a complementar por alguns segundos.

Outra maneira de obtermos a complementar é direcionar uma luz colorida para uma superfície branca (num ambiente claro), fixar o olhar na superfície colorida pela iluminação e após um tempo, que varia de um a cinco minutos dependendo da cor, colocar algo entre a luz e a superfície, fazendo surgir uma sombra que será na cor complementar.

Estes fenômenos ocorrem devido à saturação dos cones sensíveis àquelas vibrações e pela inibição daqueles que não receberam vibrações durante aquele período. Quando olhamos para a superfície branca, ou fazemos surgir uma sombra na superfície colorida pela luz, surge a pós-imagem, que nada mais é do que o despertar dos cones que ficaram inibidos durante a superexposição.

Capítulo Dois

CROMOTERAPIA PROPRIAMENTE DITA

O tratamento pela cor era utilizado pelas civilizações antigas do Egito, nos grandes tempos de KARNAK e TEBAS. Em suas salas coloridas, praticava-se pesquisas sobre o uso da cor na saúde; arqueólogos encontraram outros templos, construídos de tal forma que os raios do sol refratavam as cores do arco-íris nas salas. Submetendo-se ao uso de rituais de culto para ajudar na cura, os médicos diagnosticavam as doenças e encaminhavam os pacientes para uma das salas, onde recebiam a cor necessária para o restabelecimento orgânico.

Também a relação dos deuses egípcios com a cor comprovava o profundo conhecimento daquela civilização quanto ao efeito das cores. Vejamos alguns exemplos: THOTH, representado pela cor azul, tinha o poder de despertar os centros espirituais do cérebro; ÍSIS, com seu raio amarelo, era responsável pelos estímulos da mente do homem; OSÍRIS, com seu raio vermelho ardente, era responsável pela vida do homem.

Os egípcios construíram a cidade colorida de HELIÓPOLIS (cidade da luz), onde as cores também eram aplicadas nos tratamentos de saúde. Ensinavam que as cores vermelho, amarelo e azul eram as forças ativas dos seres físicos, mentais e espirituais.

Empregavam a técnica de fazer água solarizada, utilizada também pelos Hindus, Chineses, etc. Os Egípcios também usavam as pedras na cromoterapia, a teoria prática da gemoterapia era de que as pedras continham a energia concentrada de um único matiz. A utilização das gemas vem sendo praticada até hoje, tanto no Egito quanto na Índia.

Assim, encontramos o domínio e aplicação prática da cor nas civilizações antigas, para o restabelecimento físico, psíquico e emocional.

Embora a cromoterapia, como muitas ciências da atualidade, tenha suas raízes no passado, ressurgiu em nossos tempos a partir dos experimentos realizados em plantas, pelo inglês Robert Hunt – sobre a influência exercida pelas cores no crescimento das plantas.

O primeiro livro publicado acerca da aplicação da cor para fins terapêuticos foi em 1877, e tratava basicamente do uso do vermelho como estimulante e do azul como calmante. No ano seguinte, o Dr. E.D. Babbitt publicou sua monumental obra descrevendo os diferentes efeitos das sete cores do espectro da luz como agentes de cura. Contudo, foi um cientista indiano, D.P. Ghadiali, que descobriu os princípios científicos que explicam por que e como os diferentes raios coloridos têm efeitos terapêuticos diversos sobre o organismo. Após vários anos de pesquisas, Ghadiali publicou (em 1933) uma obra-prima sobre a cromoterapia. Ele trabalhou, lecionou nos EUA e desenvolveu vários tipos de lâmpadas coloridas.

Teorias de Ghadiali

Segundo ele, as cores representam potenciais químicos em altas oitavas de vibração. Para cada órgão ou sistema do corpo humano, há uma cor que estimula e outra que inibe seu funcionamento. Conhecendo a ação de diferentes cores sobre cada órgão, pode-se aplicar a cor correta, que tende a balancear a ação de qualquer órgão ou sistema.

Quando o equilíbrio adequado das energias coloridas é perturbado, advém a doença e quando o desbalanceamento se torna demasiado grande, a morte.

O objetivo da ciência de curar pelas cores é combater a moléstia, através da restauração do equilíbrio e do balanceamento normal das energias da cor no interior do corpo. Pesquisas mostram que os efeitos notados pelo uso da cromoterapia ocorrem devido à ação dos raios coloridos sobre o corpo bioplasmático, que, por sua vez, influencia o corpo físico.

Considerações Gerais

A cromoterapia não tem como finalidade reviver as células já mortas, mas sim restaurar e criar condições de recuperação das células debilitadas, através da ação da cor no campo etério. Estimula a capacidade regenerativa, bem como proporciona a formação de novas células.

O emprego de diferentes cores altera ou mantém as vibrações do corpo numa freqüência que resulta em saúde, bem-estar e harmonia.

Os raios das cores podem ou não ser visíveis, sendo aplicáveis mentalmente através de luzes coloridas, pela visualização, meditação, etc. Seu efeito será basicamente o mesmo que aplicando luzes percebidas pelo olho humano; um cego que não vê, percebe o efeito da cor.

A cor tem um importante papel em qualquer tipo de tratamento e, quer o paciente acredite ou não, se for usada a luz colorida, seu efeito será obtido. Podemos constatar isso com a aplicação da cor em crianças, animais e plantas.

Todas as doenças têm freqüências peculiares de vibrações, provocadas por um fator de pressão que pode ser químico, térmico ou mecânico. De acordo com a metafísica, isso ocorre por um padrão interno do indivíduo que altera a freqüência dos órgãos, causando um desequilíbrio no sistema orgânico.

A aplicação da freqüência correta através das cores, alimentos, drogas, etc., faz com que o órgão ou sistema volte à sua freqüência original, pois esta é uma tendência natural do organismo que, com o auxílio de uma energia externa, encontra os meios necessários para isso.

Considerando que a causa de qualquer disfunção no corpo tem sua raiz na personalidade do indivíduo, o uso das cores que agem no campo vibracional dos órgãos é o método que mais se aproxima da causa.

Quando aplicamos as cores do espectro da luz, as células fazem a escolha seletiva dos raios e absorvem somente aquele que elas necessitam, rejeitando as demais cores que não precisam. Isso ocorre porque as cores do espectro visível estão no mesmo padrão vibracional do corpo humano; não é nenhuma energia estranha que provoque danos aos sistemas.

Por isso, a cor como vibração pura é a melhor forma de terapia, por não agredir o organismo.

Efeito das Cores

A luz é incontestavelmente a primeira fonte de vida.

Todos os processos bioquímicos da natureza dependem da luz e são intensificados com a exposição da cor adequada para cada caso específico.

As cores representam um papel de maior importância para a vida humana, mesmo não percebendo, essa influência existe e atua vivamente em nosso físico, mental e emocional.

Pesquisas têm demonstrado que as cores frias do espectro azul, índigo e violeta têm efeito calmante e relaxante, enquanto as cores quentes – vermelho, laranja e amarelo – estimulam, ativam e irritam.

Enquanto algumas cores têm efeito deprimente, outras despertam alegria, algumas tristeza e outras excitam as atividades motoras. A verdade é que cada cor e cada tonalidade desperta em nós alguma reação, quer física, emocional ou psicológica. Basta sabermos o momento certo e a melhor forma de usá-las.

Quanto mais forte a cor, maior seu efeito. Quanto mais puras elas forem, mais penetrantes são os raios e mais rápida a sua reação.

Notas Musicais e Cores Correspondentes

Dó = Vermelho
Ré = Laranja
Mi = Amarelo
Fá = Verde
Sol = Azul
Lá = Índigo
Si = Violeta

Com relação a essas duas técnicas, podemos usar o som no tratamento de cromoterapia. É importante observarmos que na associação dessas técnicas encontramos fatores específicos de tratamento. São eles: uma música em Dó menor possui amplitude de onda com efeito no corpo físico; em Dó maior, as ondas sonoras causam efeito nas emoções; já uma música em altas oitavas eleva o ser para uma freqüência espiritual.

Energia das Pedras

As pedras são fontes energéticas que irradiam em várias freqüências.

Os egípcios diziam que as pedras continham o matiz puro da cor. Sendo assim, podemos fazer uso das pedras no tratamento de cromoterapia, pois elas têm efeitos terapêuticos semelhantes aos das cores. A forma mais simples de encontrarmos a pedra que vamos usar no tratamento é nos basearmos nas suas cores. Mas o melhor é nos aprofundarmos em pesquisas, para saber qual pedra usar para cada tipo de doença. A gemoterapia estuda as pedras e suas funções. Uma vez encontrada a pedra para o tratamento, podemos usá-la da seguinte forma: coloca-se a pedra em contato com a pele do paciente, no local da doença, ou recomenda-se que o paciente use a pedra em ornamentos tais como pulseira, colar ou anel. Outra forma é colocá-la na água, no álcool ou no óleo de amêndoa e deixar por 24 horas. Depois, retirar a pedra e misturar duas gotas da água ou do álcool em meio copo de água, leite ou até em sucos. No caso do óleo de amêndoa, ele servirá apenas para uso tópico, podendo ser misturado com cremes ou pomadas.

Obs: Ao retirar a pedra da água, misturar essa água com 30% de brandy, para conservá-la. Com esse processo, você obterá uma tintura-mãe.

As Energias de um Objeto

Um objeto possui uma cor na superfície, essa cor pode ser natural ou por pigmentos (tinta colorida) e seu efeito se dá a partir da incidência da luz refletida. Caso a fonte de luz seja extinta (durante a noite quando se apaga a luz), não há reflexão, deixando de produzir-se o efeito daquela cor. Este objeto continuará irradiando, porém essa energia não é mais da cor apresentada na superfície, mas sim a energia da forma desse objeto (por exemplo: circular, oval, triangular, etc.). O objeto irradia também a energia intrínseca da matéria com que é constituído, por exemplo: celulose, metal, acrílico, etc.

É importante salientarmos que estes outros tipos de energia também possuem uma cor relacionada e, possivelmente, a energia da forma é de um matiz diferente da energia intrínseca que, por sua vez, não é a mesma da cor da superfície do objeto. Com essa colocação, poderá surgir a seguinte dúvida: qual dessas energias afeta o indivíduo? Todas elas! Como foi mencionado anteriormente, diferentes ondas se misturam, mas não se confundem; cada uma mantém sua propriedade.

Essa observação torna-se importante para indicarmos formas de tratamentos pelas cores, pois não recomendaríamos o uso de um objeto na cor em que o paciente precisa, sem antes nos assegurarmos de que o objeto seja exposto à claridade, para que o efeito da cor seja assegurado.

As Ondas do Pensamento e suas Cores Correspondentes

Quando pensamos e colocamos nossas emoções, geramos uma energia. Essa energia se propaga em forma de onda. As ondas emitidas pelo pensamento possuem poderosos efeitos em nosso corpo e no das outras pessoas. Essas ondas têm uma freqüência que corresponde a uma cor, por exemplo: se pensarmos em força e vitalidade, geramos uma onda na freqüência do vermelho. Quando desejamos que os obstáculos sejam transpostos e as dificuldades superadas, emitimos uma onda na freqüência da cor laranja. Quando desejamos vivacidade psíquica e sapiência, essa onda tem a freqüência da cor amarela. O desejo de equilíbrio e estabilidade tem a freqüência do verde. O desejo de calma e tranqüilidade possui a freqüência da cor azul. A sensação de espiritualidade e de compreensão maior da vida relaciona-se ao Índigo. O desejo de ascensão espiritual e nobreza refere-se à cor violeta.

Sendo assim, temos uma infinidade de emoções e sensações que estão na mesma freqüência vibracional dos matizes das cores.

Desta forma, podemos visualizar bem uma cor e projetá-la numa região do nosso corpo ou de outra pessoa. Se usarmos a cor correta, o resultado será imediato.

O Uso das Roupas Coloridas

Quando estamos usando uma roupa de uma cor específica, o efeito dessa cor não é em decorrência da incidência da luz que atravessaria o tecido e penetraria a pele, porque isso não ocorre; o efeito se dá a partir da reflexão da cor usada. Freqüentemente, olhamos para o nosso corpo e somos afetados pela cor que estamos usando. Isso nos faz sentir naquela cor, dando-nos a sensação produzida por ela. Por exemplo: quando estamos usando a cor marrom, ela auxilia-nos a sentir mais segurança; usando o amarelo, facilmente nos sentiremos alegres.

Uma situação muito freqüente, que nos leva a optar por uma determinada cor de roupa, é aquela de quando acordamos. Nosso inconsciente traz as lembranças dos dias anteriores para nossas emoções, ou os sonhos da noite, transmitindo sensações físicas muito nítidas para nosso corpo.

Dessa maneira, se acordamos dispostos ou agitados, nossa tendência será escolhermos uma roupa de cor quente, como o vermelho.

Entretanto, devemos usar nosso bom senso, optando por uma cor de tonalidade suave para prolongarmos o estado de disposição. Se escolhermos o vermelho num dia como esse, corremos o risco de ficar saturados antes que o dia termine. Tudo têm uma dose certa para ser o ideal.

Se ao acordarmos ainda estivermos sonolentos e cansados, nosso impulso inicial será para colocarmos uma roupa de cor suave, como o azul. Isso também deve ser evitado, pois dessa maneira prolongamos nossa letargia e demoramos mais para chegar ao "pique". Nesse caso, o vermelho, laranja ou amarelo nos leva mais rapidamente à disposição física necessária para as atividades diárias.

Além da sensação causada em nós, a cor da roupa produz uma reflexão que atinge a visão das outras pessoas. Quando olham para nós, elas assimilam a primeira impressão que provém da cor de nossas roupas.

Essa primeira impressão é muito importante quando conhecemos alguém, tanto que na cultura popular temos o ditado "a primeira impressão é a que fica". Por isso, podemos usar as cores adequadas para os momentos propícios.

As cores têm uma linguagem própria, que fala diretamente ao nosso íntimo e às nossas emoções. São exatamente o que nos dizem ser: as claras são joviais, alegres e envolventes; as escuras provocam um certo isolamento, mantém alguma distância ou barreira. É o caso dos ternos escuros geralmente usados pelos executivos, que acentuam posições hierárquicas.

Para sabermos utilizar e analisar as cores de nossas roupas do dia-a-dia, podemos estudá-las no decorrer do Capítulo VII, onde serão abordadas as características próprias de cada uma.

O Uso da Cor na Respiração

Essa técnica é baseada na energia psíquica mais a força do pensamento. Imaginamos a cor da qual necessitamos e inspiramos profundamente a cor associada ao ar, preenchendo nossos pulmões e espalhando-a por todo o organismo. Quando expiramos, imaginamos que as energias nocivas para o organismo vão sendo expelidas do nosso corpo.

Esse método é muito eficaz para alterar as energias eletromagnéticas de uma situação em desequilíbrio e restabelecer a harmonia. Para obtermos sucesso na utilização dessa técnica, que exige uma grande concentração da força psíquica, podemos nos apoiar na visualização da cor antes de iniciar o exercício.

O Uso da Energia Luminosa na Cromoterapia

Temos duas fontes luminosas que geram energias, muito usadas na cromoterapia: Energia Solar e Energia Elétrica.

Essas duas fontes de luz proporcionam uma grande variedade de cores e várias formas de tratamento. Entre elas, as mais usadas são:

Água Solarizada – baseando-nos na explicação de Franz Barbon, entendemos assim a ação da água solarizada: o elemento aquoso regula o magnetismo da terra, pois o magnetismo dos pólos norte e sul encontra na água as condições necessárias para se conduzir. A água é condutora de energias, inclusive da Energia Elétrica. Isso ocorre pela sua força de atração e retenção. Cada partícula de água retém em si um elétron e conduz o outro, que se agrega na próxima partícula, formando assim uma reação em cadeia que conduz a eletricidade.

Devido a esta capacidade de atrair e reter em si qualquer tipo de energia, tanto positiva como negativa, podemos considerar o elemento aquoso como um acumulador energético.

Para solarizar a água, basta usar uma garrafa de vidro colorido ou pintar a parte externa com tinta vitral, no matiz da cor a ser usada no tratamento. Outra forma seria pegar uma garrafa de vidro transparente e envolvê-la com papel celofane. Este sistema é, sem dúvida, o mais garantido, pois o papel é encontrado em cores vivas. Você terá, com o uso deles, um bom matiz da cor desejada. Levar o recipiente com água ao sol; os raios solares que atravessam o vidro e penetram na água são somente aqueles da cor que tiver envolvendo a garrafa ou copo. Portanto, com esse processo a água ficará com a energia da cor.

O tempo necessário para que a água esteja solarizada depende da intensidade do sol. Uma receita prática é colocar uma pedra de gelo na água, quando ela derreter, a água estará solarizada. Quanto mais tempo a água ficar exposta ao sol, maior será o seu poder.

A água solarizada deve ser ingerida em pequenos goles. Não pode ser fervida, pois assim as partículas tornam-se neutras, perdendo a solarização.

A solarização permanece na água até que ela se deteriore. O tempo que a água leva para se deteriorar depende da cor com que estiver solarizada. O azul, por ser uma cor antisséptica, mantém a água potável por até uma semana (se mantida em local fresco ou na geladeira). Já as cores vermelho, laranja e amarelo requerem que a água seja trocada a cada dois dias no verão e no inverno, ou, se conservada em geladeira, a cada semana.

Luz Colorida

Através desse processo, a luz atravessa o filtro colorido, que retém as demais cores e permite que somente a cor do filtro atravesse. Dessa forma, obtemos a energia de cada cor.

Não se deve usar, por exemplo, uma luz amarela e outra vermelha para obter a cor laranja, pois isso não irá ocorrer. Mesmo sendo o laranja uma energia decorrente da mistura dessas duas, cada uma tem um efeito peculiar e, quando o raio de luz atravessa o filtro, é projetada a cor que está nesse filtro. Por mais que você incida uma sobre a outra, energicamente elas não se misturam. Agora, se você colocar um filtro amarelo com um filtro vermelho numa lanterna, a cor projetada será o laranja, pois os filtros retêm os demais raios, gerando a energia da cor laranja.

O matiz correto é importantíssimo na cromoterapia, em qualquer técnica usada. Uma maneira prática de se achar esse matiz é percebê-lo na incidência de luz sobre um disco laser.

Tempo de Exposição

Nas cores quentes do espectro da luz – como o vermelho, laranja e amarelo – a exposição pode ser de 3 a 10 minutos. Para casos agudos, essas cores poderão ser empregadas por mais tempo, com cuidado e observação.

Nas cores frias do espectro da luz – como azul, índigo e violeta – a exposição pode ser de 10 a 30 minutos. Em casos de febre alta, queimaduras graves, infecções ou ferimentos profundos, a exposição da cor poderá ser de até 1 hora.

Freqüências de Aplicações

Para os casos comuns, o tratamento poderá ser feito uma ou duas vezes ao dia.

Nos casos mais graves, faz-se o tratamento com mais freqüência.

Quando a aplicação da cor for feita diretamente na pele, o efeito será maior e os resultados aparecerão mais rapidamente. Porém, se isso não for possível, o tratamento não perde sua eficácia. Exceção feita para o uso de roupas pretas. Recomendamos o uso de roupas claras para se submeter às aplicações das cores, de preferência o branco, pois o preto absorve os raios coloridos e os efeitos não serão obtidos.

Contra-Indicação no Uso das Cores

Os efeitos colaterais obtidos com o uso das cores são suaves e não deixam seqüelas no paciente, exceto quanto ao uso de raios infravermelhos e ultravioleta. Estes sim causam danos aos tecidos, se usados durante um tempo considerável. As cores do espectro visível da luz, se forem empregadas incorretamente ou em exposição demasiada, provocam um aumento apenas temporário da desordem funcional.

O corpo tem facilidade de eliminar a vibração indevida ou em excesso, num período médio de 2 horas, variando de um organismo para outro. A partir desse tempo, o organismo digere e elimina a cor que não precisa. Isso ocorre porque estamos usando uma energia que faz parte da mesma freqüência vibracional do corpo humano. Porém, há cores que não são indicadas para certos tratamentos, como veremos nas contra-indicações de cada cor.

Por outro lado, a cromoterapia não introduz resíduos tóxicos ou daninhos aos quais o corpo apresente dificuldade de eliminar. Como vimos anteriormente nas considerações gerais, as cores atuam no campo elétrico (vibracional) do organismo. Com isso, a cromoterapia não trata apenas os sintomas, ela atinge o campo energético dos órgãos e sistemas, podendo afetar até os padrões de pensamento, que são vistos pela metafísica como sendo a causa dos sintomas físicos. Para isso, sugerimos um contrato visual do paciente com a cor complementar da crença que está desencadeando a disfunção orgânica.

Capítulo Três

OS CHAKRAS

O termo vem do Sânscrito e significa "Roda", devido à forma que cada um desses centros energéticos apresenta. São semelhantes à flor-de-lotus, cujas hastes se enraízam na coluna vertebral. Os Chakras são localizados no corpo astral e se estendem para fora do corpo físico, situados na mesma região dos PLEXOS (emaranhado de nervos ou regiões do corpo físico onde se concentram ou se entrelaçam vários nervos).

Sua finalidade é catalizar energias vitais que passam para os plexos orgânicos, sendo conduzidas para todo organismo através do sistema nervoso. Segundo a região do corpo em que se localiza, o Chakra tem capacidade de maior absorção de uma determinada medida de cada energia correspondente a uma cor, que é conduzida para o organismo através dos meridianos. Essa energia percorre o caminho em ondulações e não em linha reta como as ondas de luz.

Seu movimento dá-se no sentido horário e a média de rotação, bem como seu tamanho, depende do grau de evolução da pessoa. Quanto mais lentos os movimentos, menor o fluxo, mais densa a massa e menor a espiritualidade do ser. O tamanho dos Chakras no ser humano normal é de um diâmetro aproximado de cinco a seis centímetros, e nas pessoas mais desenvolvidas atinge até dez centímetros.

O desenvolvimento pode ocorrer por partes, por exemplo: num cantor que tenha desenvolvido suas cordas vocais, o Chakra Laríngeo encontra-se em tamanho e velocidade giratória maiores que os outros. Se além de boa voz, ele tiver os sentimentos aguçados, o Chakra Cardíaco também estará em equivalência com o laríngeo. Na medida em que se aperfeiçoa as faculdades relacionadas aos Chakras, eles reagem segundo o mundo interior do indivíduo.

Qualquer disfunção nos Chakras afeta as glândulas correspondentes. Este distúrbio ocorre pela alteração na rotação do Chakra em desequilíbrio, que passa a girar no sentido antihorário. Além de não captar energia para aquela região, a corrente energética flui para fora do corpo, pelo próprio Chakra. Desse modo, interfere no metabolismo dos órgãos relacionados a ele.

A meditação, em particular, é uma das formas de desenvolvimento e equilíbrio desses centros de força. A utilização de luzes coloridas direcionadas ou a força psíquica em forma de cor, dirigida aos respectivos Chakras, facilita o processo de abertura, reforçando-os, expandindo-os e desenvolvendo-os.

Muitos são os Chakras do corpo. Segundo alguns textos hindus, existem mais de dez mil Chakras espalhados pelo nosso corpo, mas os principais são sete:

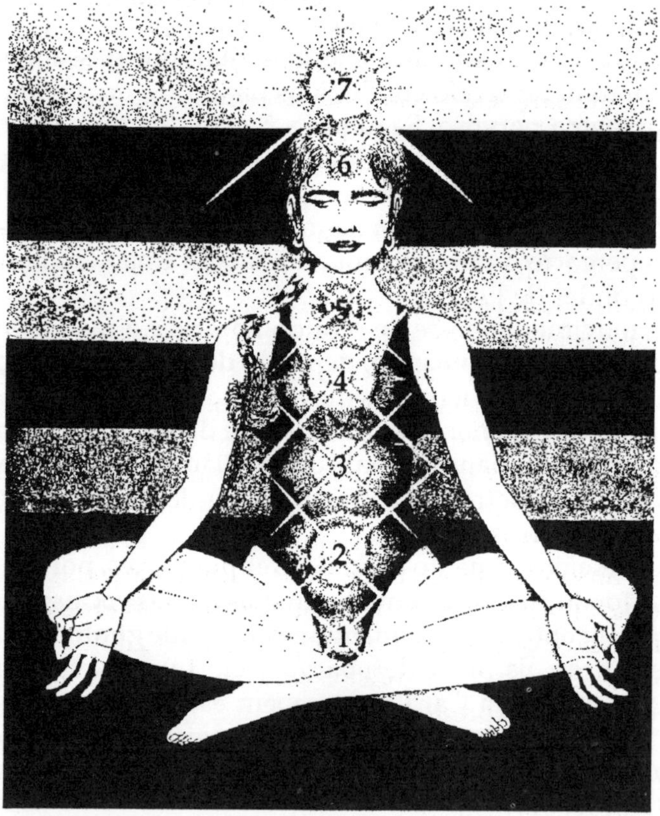

1 - Chakra Básico (Muladhara)
2 - Chakra Esplênico (Svaddhisthisthana)
3 - Chakra Solar (Manipura)
4 - Chakra Cardíaco (Anahata)
5 - Chakra Laríngeo (Vishuddha)
6 - Chakra Frontal (Ajna)
7 - Chakra Coronário (Sahashara)

A cor relacionada ao Chakra é a cor predominante, ou seja, a cor que ele mais absorve. Cada Chakra pode absorver qualquer cor, dependendo do estado emocional do indivíduo ou da necessidade dos órgãos relacionados a ele. Por exemplo: no Chakra Cardíaco de uma pessoa que está em estado de graça vivendo intensamente o amor, a cor predominante passa do verde para o rosa; como também, se o sangue estiver carente de ferro, a tendência desse Chakra será absorver maior quantidade da cor vermelha, que contém ferro. Porém, dificilmente o Chakra consegue absorver a cor vermelha, pois o padrão interior do indivíduo que gera esta carência orgânica não permite que esse mecanismo natural do Chakra seja acionado. Daí a necessidade de se usar a cor vermelha, como energia externa que coloca esse elemento carencial no organismo.

É devido a essa alteração na cor dos Chakras que existem colocações de diferentes cores num mesmo Chakra. As cores dos respectivos Chakras aqui mencionadas são baseadas nas cores dos órgãos relacionados a eles, e na seqüência vibracional delas, de acordo com a localização desses centros no corpo físico.

A ordem seqüencial dos Chakras: começando pelo Básico, cuja cor é o vermelho, vemos que ela exerce importante função nos órgãos relacionados a ele. Seguindo a localização dos demais Chakras no corpo, vemos que eles acompanham a ordem das cores do arco-íris. O Coronário, que é o centro de força responsável pela absorção de energias mais sutis e elevadas, mantém relação perfeita com a cor violeta, que é responsável pela elevação do indivíduo e por sua importante função na glândula pineal.

Vamos agora compreender as funções dos sete Chakras principais e suas cores predominantes:

Chakra Básico

Sua cor, o Vermelho com quatro vórtices, atua nos órgãos do aparelho genital, urinário, reprodutor, útero e próstata, etc.

Nessa região, tratam-se as doenças do sangue, fígado, bexiga, inflamações e qualquer espécie de hemorragia, como também qualquer anomalia dos órgãos relacionados.

Tem a função de captar e distribuir a força primária para todo o organismo e absorve a energia da Kundalini, que serve para reativar os demais Chakras. Essa energia sobe pela coluna, alimentando-a.

Sua potência física combina com a vontade de viver, dá ao indivíduo uma presença de força e vitalidade e se encontra bem fundamentada na realidade física. Faz com que a forte vontade de viver ative os demais Chakras e as pessoas ao redor, recarregando-lhes o sistema de energia.

É o Chakra responsável pelo estímulo sexual, desperta o desejo do ato sexual, proporcionando orgasmos tão intensos que as pessoas, com este Chakra desenvolvido, tendem a direcionar sua vida através da relação sexual.

Quando ocorrem bloqueios ou desequilíbrios, podem aparecer: problemas de coluna, hemorróidas, instabilidade social e emocional, uso incorreto da vontade, o sentir-se impotente diante das situações, insegurança, desespero, medo e falta de praticidade. Além de preocupações excessivas com as coisas da matéria, ganância, descontrole dos aspectos instintivos e sexuais. Seu desequilíbrio pode manifestar-se por impotência sexual e frigidez.

Chakra Esplênico

Sua cor, o Laranja, com oito vórtices, atua diretamente no baço, rins, fígado, pâncreas e supra-renais, é importantíssimo para a secreção das glândulas e órgãos endócrinos. Responsável pela vitalidade dos nervos. Através desse Chakra, tratam-se, as doenças da bexiga, a menstruação, as cólicas, colite, febre, diarréia, anemia, diabete, câncer, etc.

Sua energia flui pelo revestimento medular dos nervos (não pelas fibras) e é distribuída para todas as partes do corpo. O excesso de energia absorvida pelo Esplênico, que não for usada pelo organismo, é expelido pelos poros em forma de emanação energética. Quanto maior sua absorção, mais poderoso o magnetismo pessoal, muito utilizado nos trabalhos de cura.

Os bloqueios desse Chakra são geralmente causados por problemas emocionais, dificuldade em dar e receber e intensidade de prazer ou dor, manifestando histeria e vícios; excesso de preocupação com o futuro, com o bem-estar dos outros e com a preservação. Medos e ressentimentos sobre o sexo, causando experiências sexuais traumáticas ou dificuldades no parto. Pode ocorrer uma falta generalizada de vitalidade, perda de juventude e diminuição do magnetismo pessoal.

O desequilíbrio do Chakra Esplênico afeta o sistema digestivo inferior, podendo causar alterações das substâncias químicas nos intestinos e no estômago, causando úlcera e até câncer. As glândulas de secreção interna (ovários, testículos, pâncreas, rins, tireóide e pituitária) deixam de expelir sua secreção para a corrente sanguínea, causando defunção orgânica e doença.

Chakra Solar

Sua cor, o Amarelo, com dez vórtices diretamente ligados ao estômago, intestino e a todos os órgãos do aparelho digestivo, afeta o sistema nervoso e simpático.

Tratam-se, através desse Chakra, doenças dos ossos, paralisia, gota, dores de cabeça, etc.

Influi nas emoções e através dele percebemos as emanações hostis ou vibrações afetivas do ambiente. Ligado às emoções de poder pessoal, criatividade e auto-expressão. É considerado mental e o vínculo da mente com as emoções pode ser constatado, porque os processos mentais servem de reguladores da vida emocional. Possui grande importância nas relações humanas.

Seu desequilíbrio provoca timidez, egoísmo, narcisismo, egocentrismo e vários tipos de medos, que geram propensão para a raiva e violência; na dificuldade de expressar a autoconfiança e criatividade, incapacidade de se colocar em sintonia com as pessoas, locais, coisas e carência de auto-estima.

Chakra Cardíaco

Sua cor, o Verde, com 12 vórtices, exerce influência na circulação sanguínea. Alimenta o coração, sangue, nervos e vasos sanguíneos, é responsável pelo funcionamento adequado do sistema imunológico e relaciona-se ao timo.

Regula as emoções e os sentimentos, tais como simpatia, ternura, compreensão e compaixão. É a sede do eu superior onde se assenta a alma humana. Controla a integração de nossas forças superiores e inferiores, equilibra a auto-estima e a capacidade de dar e receber amor. Quanto maior e mais aberto esse Chakra estiver, maior a capacidade de amar a si e aos outros. Tem capacidade de transformar as energias do cosmo em energia de cura física. A harmonia deste Chakra acentua as atividades positivas, no tocante a realização de coisas da vida, e faz ver as outras pessoas como sustentáculos, destacando a perfeita harmonia entre as vontades humanas e as leis divinas.

Traumas ligados a relacionamentos afetivos afetam diretamente a região cardíaca, provocando o desequilíbrio neste Chakra.

Quando ocorrem bloqueios, o potencial do amor e compaixão transforma-se em luxúria; a auto-estima é prejudicada e a vontade individual enfraquecida, gerando a falta de criatividade e tornando as pessoas excessivamente sensíveis às influências e opiniões. Há problemas de relacionamento com o mundo exterior, sensação de falta de intercâmbio amoroso e um angustiante vazio dentro do peito.

Chakra Laríngeo

Sua cor, o Azul, com 16 vórtices, é diretamente ligado à tireóide, cordas vocais, vias respiratórias, traquéia, brônquios e pulmão.

Controla a expressão verbal, influindo também sobre o sistema auditivo. Responsável pelo rejuvenescimento e longevidade. A característica desse Chakra é o sucesso; sua expansão proporciona satisfação no trabalho e nas tarefas da vida das pessoas, mantendo-as bem ajustadas e conseqüentemente bem-sucedidas.

Quando existe bloqueio, este causa incertezas, indecisões, dúvidas e desânimo, afetando a auto-expressão e a prosperidade. O desequilíbrio em torno da voz, gagueira, vertigens, fadiga, asma, doenças metabólicas, obesidade, etc., são algumas das conseqüências que surgem.

Chakra Frontal

Sua cor, o Índigo, com 96 vórtices; ligado à pituitária, alimenta a parte inferior do cérebro, olho esquerdo, ouvido, nariz e o sistema nervoso parassimpático.

Regula as atividades inteligentes, é o ponto de abertura da visão interior, espiritual, intuição e inspiração. Associado à implementação de idéias criativas.

Seu desequilíbrio provoca desinteresse pelo presente e medo do futuro, fazendo com que se manifestem idéias e conceitos mentais confusos e geralmente negativos, que podem criar obsessão mental ou perturbação psíquica. Há ainda memória fraca, dando a sensação de estar no "espaço", problemas de sono, sonhos perturbadores e alucinações.

Chakra Coronário

Sua cor, o Violeta, com 960 vórtices, ligado à glândula pineal e ao córtex cerebral, alimenta o cérebro superior e o olho direito.

O Chakra Coronário é o responsável pela maior captação de energia cósmica, bem como por estabelecer contato com as esferas superiores do universo.

Está associado à conexão da pessoa com sua espiritualidade e à integração de todo o seu ser físico, mental e espiritual.

Vai além do mundo físico e cria no indivíduo um sentido de totalidade.

A energia do prana, captada por esse Chakra, alimenta os demais centros de força e auxilia na meditação, suprindo-nos de vida cósmica.

Seu desequilíbrio nos deixa fora de sintonia com a espiritualidade, provocando depressão por não encontrarmos significado na vida. Faz nos sentirmos separados do todo e desconectados da unidade. Devido ao seu desequilíbrio, a pessoa não estabelecerá o intercâmbio com a espiritualidade, perdendo com isso a oportunidade de crescer e evoluir nesta existência.

Simboliza a sabedoria intelectual dos governantes. Tornou-se hábito a utilização da coroa na cabeça dos governantes, representando o desenvolvimento desse Chakra.

Dos demais Chakras, convém mencionar a função de outros quatro:

Chakra dos Pés – Localizado nas solas dos pés, sua finalidade é descarregar a energia elétrica (estática) gerada pelo corpo físico, como também absorver a energia da Kundalini que vem da terra e a energia magnética.

Chakra do Joelho – Atua como um transformador, regulando a quantidade de corrente que deve entrar no corpo.

Chakra das Mãos – Absorve as ondas radiativas, como também transmite energia, o que explica a cura pela imposição das mãos.

Chakra Humeral – Localizado nas costas, sobre a parte superior do pulmão esquerdo. Além de também exercer influência nos pulmões, é responsável pela relação mediúnica entre o plano espiritual e o físico.

Capítulo Quatro

O QUE A COR DESPERTA EM NÓS – DO VERMELHO AO VIOLETA

Vermelho

O vermelho possui uma onda da freqüência vibracional que mais se aproxima da matéria e é considerada a cor relacionada ao mundo físico.

Na escala das cores, essa é a primeira que aparece, possuindo uma onda longa que lhe confere uma capacidade de propagação maior que a das outras cores, fazendo com que se sobressaia perante os demais.

Entretanto, a onda do vermelho não se estende além dos limites da matéria, ficando restrita apenas ao mundo físico visível. Na seqüência das outras cores, percebemos que, de acordo com a ordem do arco-íris, as ondas possuem freqüências num padrão vibracional mais sutil, atingindo escalas mais elevadas no cosmo.

Em se tratando da maneira pela qual despertam algo em nós, o vermelho causa-nos uma sensação puramente física e ambientalista. Relaciona-se com as experiências humanas ligadas às pessoas com quem convivemos e com o meio ambiente de que participamos. Podêmos notar isso nas pessoas que apresentam essa cor na aura, se elas tiverem casa e comida será o suficiente.

O vermelho desperta nas pessoas o poder sobre o ambiente, criando condições de controle sobre as coisas ou situações da vida. É exatamente no campo da matéria que se desenrola a experiência humana e encontramos no vermelho as condições adequadas para vivenciá-la.

Essa cor proporciona as condições básicas necessárias para a vida, o que se traduz por vitalidade física.

É uma cor capaz de trazer e manter a pessoa em contato com a realidade física, "com os pés no chão", fazendo-a sentir-se centrada no "aqui agora" e com total domínio das situações. É por isso que o vermelho é considerado a cor do poder sobre o ambiente e o controle das situações.

Por ser ela uma cor capaz de trazer a pessoa para o presente e proporcionar estímulo e vitalidade, induz a pessoa à ação, para realizar e concretizar os projetos, dominando e manipulando as situações que envolvem o mundo físico.

É a cor que faz emergir em nós força, garra e coragem, dando condições de desempenharmos as funções que fazem parte do cotidiano da vida.

O vermelho é a cor que nos proporciona o prazer que sentimos na vida e que gera a vitalidade necessária para o corpo.

Só conseguimos perceber e sentir a vida quando estamos centrados no presente e em contato com a realidade, isso é fundamental para uma vida saudável. As pessoas que vivem no passado não estão sentindo as emoções provenientes da vida, e quem vive no futuro não percebe a vida fluindo nela e, por conseqüência, não aproveita a experiência humana.

O passado e o futuro não existem. Um já passou e acabou, o outro ainda não aconteceu, ambos são ilusões que mantemos.

O passado é uma lembrança que trazemos para o presente e nos faz reviver todas as emoções provenientes dela, quer sejam agradáveis ou tristes. Tratam-se de situações que não existem mais, às quais ficamos apegados.

O futuro nos fala de conjecturas construídas pela mente ou do desejo que criamos em função daquilo que aspiramos. Empenhamos prematuramente nossas emoções, sentindo antecipadamente algo que não existe e que nem mesmo temos certeza de que acontecerá.

Entretanto, o presente é real e representa a somatória daquilo que criamos ao longo da vida. O futuro será, portanto, uma conseqüência da maneira pela qual vivemos no presente.

Toda vez que uma pessoa estiver fora do seu centro, meio deslocada na vida, poderá fazer uso do vermelho, aplicado na coluna através da energia do pensamento ou através da luz. Isso a trará para seu centro, dando vitalidade, entusiasmo e força.

A energia sexual é a principal energia do corpo físico. Ela é responsável pelas maiores sensações e emoções do prazer provenientes do corpo. Essa energia é despertada e estimulada através do vermelho.

A energia do sexo não está ligada unicamente ao prazer sexual provocado pelo atrito entre os corpos, mas ela também é responsável pelo princípio da vida humana, o que ocorre na fecundação do óvulo. Essa energia é muito importante para todo o conceito da vida humana. É a energia da criação nos diversos aspectos. É a própria energia vital.

Freqüentemente, manipulamos essa energia de maneira inconsciente e conseguimos plasmar no campo etérico, o fruto do nosso desejo. É o que denominamos "formas de pensamento" ou "amebas", que ficam gravitando no campo áurico da pessoa, podendo ser consideradas também como as "máscaras" que usamos. Elas são criadas pelo apego da pessoa a uma determinada postura ou comportamento, que lhe dá prazer em ser ou agir daquela forma.

A aspiração mental, em forma de desejo constante, mobiliza a energia do prazer que é associada à sexualidade, empregando uma grande carga emocional numa conduta que resulta em muita satisfação pessoal. Isso vai dando forma e vida àquela atitude prazerosa. Não se trata de uma vida física, mas etérica e é nela que fica agregada a sensação de prazer que obtemos freqüentemente. Forma-se um padrão que vai se tornando cada vez mais arraigado em nós, melhor dizendo uma "ameba" bem alimentada e fortalecida, a qual tem uma função específica para aquilo que foi programada. Essa "forma-pensamento" representa a sensação do prazer obtido num determinado aspecto de sua vida e, ainda que fictícia, gira em torno da realização daquilo para o que foi programada.

Assim, cada vez que adotamos aquela conduta, alimentamos a "forma de pensamento" criada. Passamos a sustentá-la energeticamente com essa vitalidade. O prazer que alcançamos já não nos proporciona disposição, porque é sugado pelas "amebas", pois esse é o alimento energético do qual elas necessitam para se manterem e com isso nosso entusiasmo se esvai.

Para compreender melhor as "formas de pensamento", vejamos alguns exemplos muito comuns de "amebas" que as pessoas criam, dentre tantas que existem.

A "ameba" da gula – podemos chamar assim a forma de pensamento criada pelas pessoas que projetam a maior parte de seu prazer na alimentação, mantendo um desejo constante no paladar e demasiadamente grande em comer. Estão constantemente sentindo um desejo de comer e quando menos percebem estão colocando algo na boca. É nesse momento que incorporamos a "ameba".

Encontramos outro exemplo nos fumantes, que criam uma "ameba" contendo o prazer que sustenta o vício do cigarro. Ela faz com que, muitas vezes, a pessoa acenda um cigarro movida por um automatismo e isso ocorre no momento em que ela incorpora.

Entre as "formas de pensamento" relacionadas às posturas comportamentais, as mais conhecidas são: "o profissional", "o bom amigo", "o bonzinho", "a mãe", etc.

Somente quando mudamos nosso comportamento deixamos de fazer aquilo que instituiu uma "ameba" em nós, que impedimos a ação de sermos sugados energeticamente por ela. Entretanto, isso não é fácil, porque além de tratar-se de um comportamento muito arraigado em nossa personalidade, a referida "ameba" está impregnada do grande prazer depositado na coisa criada. Quando sentimos a presença dela, captamos toda a sensação prazerosa que a envolve. Sendo, assim, difícil resistir e não continuar agindo da mesma maneira. Portanto, para mudar um padrão nosso, convém tentarmos destruir a "forma de pensamento" relacionada a ele. Para isso, serão apresentadas algumas técnicas que nos ajudam na destruição da "ameba", quando tratarmos da cor laranja. Encontramos no vermelho uma cor que desperta as energias que criam a "ameba" e temos no laranja, a cor que é associada às energias que podem ajudar nas mudanças de comportamento.

Laranja

O laranja é uma cor que desperta em nós a coragem suficiente para vencer as dificuldades e superar os obstáculos. Proporciona a condição necessária para resolver os problemas e bloqueios, tanto internos quanto externos.

É um raio que contém a propriedade expansiva do vermelho e do amarelo, isso faz dela uma cor que desobistrui, desintegra e elimina qualquer barreira constituída na personalidade.

A vibração do laranja está numa freqüência intermediária entre o vermelho (físico) e o amarelo (mental). Isso faz com que esta cor atue no etério, pois esse é um nível que está entre o físico e o mental. É justamente nessa esfera astral que se encontram as "formas de pensamento" ou "amebas" que se acham agregadas ao corpo energético.

O laranja é um raio capaz de desintegrar as criações energéticas, assim como o fogo queima e destrói, o laranja contém semelhante capacidade.

Conseguimos compreender melhor a força destrutiva do laranja pela sua atuação no campo físico. Enquanto o vermelho é associado aos glóbulos vermelhos do sangue, responsáveis pela vitalidade física, o laranja relaciona-se ao baço, que destrói os glóbulos vermelhos deteriorados.

Duas energias associam a construção do vermelho e a destruição do laranja. É o amor e a raiva; o amor constrói e a raiva destrói; o amor vibra na freqüência da cor rosa que figura na faixa do vermelho, e a raiva, que associa-se ao fogo, relaciona-se com a cor laranja.

Por isso, podemos usar a capacidade de destruição que contém o laranja para eliminarmos as formas de pensamentos que necessitam de nossa energia para subsistirem. Com isso, elas vão sugando nossa vitalidade e fazendo com que tenhamos atitudes pré-estabelecidas que não nos permitem agir com naturalidade, sendo espontâneos e deixando fluir as experiências da vida. A existência das "amebas" nos mantém sob um domínio dentro do qual agimos sempre com autoritarismo, onde não percebemos e nem aproveitamos os processos que ocorrem para o desenvolvimento interior, que fazem parte da escala evolutiva do ser.

Quando iniciamos um processo de mudança interior, onde vamos abolindo um comportamento que até então era muito arraigado em nós, encontramos muita resistência que corresponde a uma atitude muito alimentada pelas repetidas vezes em que agimos e demos força a ela, irá enfraquecendo.

Isso se deve ao fato de não conseguir mais manipular nossa vontade e deixar de ser alimentada energeticamente. Vai enfraquecendo até chegar a um ponto de desintegração.

Porém, para que isso ocorra, faz-se necessário um tempo relativo à quantidade de energia que ela tenha. Como ela foi alimentada inúmeras vezes, esse tempo poderá ser longo. Enquanto ela não se desintegrar, tentará de muitas formas nos induzir a agir exatamente de acordo com o que programamos nela.

Para evitarmos essa tentação, temos que destruir em nós aqueles mesmos padrões com os quais sentíamos prazer, podemos encontrar diversos auxílios. Um deles é usarmos a nossa energia da raiva. Procurando sentir raiva daquela postura em nós, ou daquela forma de agirmos, podemos provocar essa raiva de maneira bastante forte, imaginando que estamos estraçalhando a "ameba" com unhas e dentes. Outra forma de detruí-las é imaginarmos o fogo, elemento responsável pela destruição, sendo capaz de desintegrar "as formas de pensamento" que queremos eliminar em nós, incendiando-as e mudando assim nossos padrões de comportamento.

As duas energias, a raiva e o fogo, vibram na freqüência da cor laranja. Por isso, podemos também usar essa cor para ajudar-nos nessas mudanças. Podemos imaginar o comportamento indesejável e emanar o raio laranja envolvendo-o. Isso pode ser feito em nós próprios, como também para ajudar outras pessoas nesse processo de mudanças.

Para que a "ameba" seja destruída, faz-se necessária a força de vontade da própria pessoa, para que haja realmente muito empenho nessa alteração de hábitos. Sem esse desejo de transformação da pessoa, por mais que a cor laranja enfraqueça sua "forma de pensamento", esta acaba se fortalecendo novamente e, dessa maneira, faz com que ela volte a ter aquele comportamento e continue a lhe dar alimento energético.

É necessário que se tome consciência do quanto prejudicial é para nós mantermos atitudes e comportamentos pré-estabelecidos e arraigados na nossa personalidade, que não nos permitem ser quem realmente somos e fazer o que realmente queremos.

Amarelo

Essa cor é associada à mente, ou seja, à potência intelectual do indivíduo. O raio amarelo estimula o intelecto e é considerado a cor da inteligência e sabedoria. Tem propriedade de aumentar a capacidade psíquica, permitindo uma boa condição de raciocínio. O amarelo é a cor da lógica e da razão, fazendo racionalizar as circunstâncias. Como a racionalização tem por base o conhecimento adquirido no mundo consciente, vamos conhecer um pouco sobre a formação do mundo psíquico.

A mente é o mecanismo através do qual a alma se utiliza para atuar no mundo físico. Através dos impulsos nos nervos motores que resultam em movimentos do corpo e utilizando-se de conjecturas psíquicas na elaboração de um raciocínio para expor algo proveniente da índole. A função da mente é ser intermediária entre o mundo físico e o âmago do indivíduo. Entretanto, ela não é o próprio ser. O fato de percebermos a mente, demonstra que não somos a mente.

Os pensamentos fluem a todo instante e conduzem nossas emoções e sentimentos. Eles representam o externo agindo em nós. Apesar de ser um mecanismo inerente ao ser, toda a sua constituição é apreendida.

Ao nascer, o ser humano é dotado de uma mente limpa. A mente da criança é como uma fita de vídeo em branco, sem nada gravado nela. A partir desse momento, inicia-se o processo de formação mental. Começa a ser gravado na mente da criança tudo o que ela ouve e vê. As informações são recebidas através do meio e das pessoas, mas é principalmente nas lições provenientes dos pais que se encontram as maiores influências, agindo na formação mental da criança e formando as bases psicológicas que normalmente perduram por toda a vida. Quando a criança brinca, na realidade está reproduzindo as informações apreendidas do meio.

A segunda fase da formação mental de uma criança seria na escola, onde ela vai colocar em prática tudo o que já foi aprendido. Através do relacionamento com o professor e amigos, podemos observar como foi esse aprendizado. Se a criança cresceu num ambiente onde a chantagem foi utilizada para conseguir determinadas reações, ela agirá da mesma forma na escola. Se em seu meio familiar existia pouco respeito para com a individualidade de seus membros, essa criança terá dificuldade de respeitar os limites de seus amigos. Vai se reforçando assim sua postura.

Caso ela não consiga agir de acordo com os princípios com que foi educada, acabará ocorrendo um conflito interno, pois essa é a única maneira que ela tem para agir. Esse conflito se mantém até que a criança assimile outras posturas e consiga relacionar-se nesse novo universo. Por isso, é na escola que ocorre o primeiro contato com o que se pode chamar de meio social, que é a relação extrafamiliar. Sendo assim, pode-se dizer que a formação mental inicia-se na família e começa a ser reforçada ou transformada na escola.

Por meio desse processo é que ocorre a formação do mundo consciente. É importante salientar que a índole de cada ser é que realmente determina e molda a personalidade. Todos trazemos em nós habilidades próprias, que fazem com que qualquer atuação que se relacione com a nossa maneira de ser tenha grande facilidade de aprendizado. De outro lado, algo que não condiz com nossa índole apresentará grande dificuldade de assimilação.

Assim sendo, apesar da família exercer importante influência na formação e educação da criação, não pode ser considerada totalmente responsável pela postura adotada pelo indivíduo, pois ele possui uma característica que lhe é peculiar, capaz de sobrepor tanto uma boa quanto uma má formação.

A escola pode trazer ajuda aos pais, quando realmente se interessa pela criança. Consegue equilibrar possíveis falhas na educação e dar uma orientação segura para que a criança descubra o seu verdadeiro caminho.

Na adolescência, começa a emergir sua essência que até então permanecia em estado latente desde a infância, como num estado de torpor. É nessa fase que surgem os conflitos internos entre a índole e os valores, conflitos causados pelas diferenças entre o que a mente consciente adotou como verdade e as crenças instituídas pelo meio onde foi criada.

Esses conflitos deveriam ser resolvidos na adolescência, onde a alma, ao despertar do torpor que caracterizava até então sua vinda ao mundo físico desde o nascimento, assumiria um completo domínio de suas faculdades psíquicas. Porém, na maioria das pessoas, os conflitos estendem-se ao longo da vida. Podemos constatar isso em nós mesmos quando não agimos como realmente somos ou não fazemos o que realmente queremos em função do que os outros querem. Muitas vezes, nossa maior preocupação é não magoar as pessoas, mesmo que para isso tenhamos que ferir a nós mesmos. Isso ocorre porque damos mais valor ao externo do que ao interno ou aos sentimentos. Em função dessa atitude, somos dominados pela mente e pelos pensamentos.

Fortalecemos em nós os pensamentos, dando crédito a eles e impregnando neles nossa energia de crença. Essa energia de crença transforma aquele pensamento em realidade. Aquilo em que acreditamos acaba se materializando. Sendo assim, nossa condição de vida retrata o nosso mundo psíquico. Basta observarmos se o tipo de vida que estamos tendo condiz com o que pensamos. Percebemos, por exemplo, que as pessoas que pensam e acreditam que a vida é difícil, vivenciam um processo em que as dificuldades aparecem em maior número e tudo que desejam fica muito longe do ato de adquirir. Por outro lado, aqueles que acreditam que a vida é fácil, conseguem viver com facilidade e para eles as coisas surgem de maneira natural e pródiga.

Os pensamentos representam importante função em nosso mundo interno. A nossa maneira de pensar faz com que nos identifiquemos com ela e direcionemos nossa energia para aquela finalidade. Por isso a importância de mantermos um domínio sobre a mente e não permitirmos que os pensamentos nos dominem.

A mente é passiva e se nós não a dominarmos, ela nos domina. A força ativa do pensamento ocorre sobre nós porque nos tornamos passíveis mentalmente ao meio em que vivemos ou às situações que nos causam forte impressão. Toda vez que nos impressionamos com algo, aumentamos seu valor, o que nos leva a agir de maneira condizente aos dados registrados pela mente consciente.

Quando dominamos nossa mente, colocando ordem e disciplina nos pensamentos, passamos a dar maior atenção ao que estamos fazendo e com isso percebemos cada instante de nossa vida, sentindo as menores nuances das suas sensações.

Quando atingimos esse estado de lucidez, estamos inteiros e presentes em cada momento. Somos capazes de estar no aqui e agora e não sermos influenciados pela nossa mente, nem pelo ambiente. Esse estado permite mantermos um bom relacionamento com a realidade da vida. Isso é o que verdadeiramente chamamos de viver a vida, pois estamos ligados a ela, notando-a, sentindo-a e verdadeiramente vivendo.

Se estivermos muito ligados ao mundo psíquico, grandes detalhes do dia-a-dia passarão desapercebidos e deixaremos de notar até mesmo os bons momentos que estão acontecendo, pois estamos sonhando com eles e não vivendo-os.

Para exercermos um domínio sobre a mente, faz-se necessário estarmos centrados, ou melhor dizendo, em nosso ponto de equilíbrio. Essa condição abordada na cor verde, é fundamental para podermos exercer um controle sobre os nossos pensamentos, pois desse controle dependerá nossa qualidade de vida. A importância e as formas de dominarmos nosso mundo psíquico serão melhor explanadas na cor violeta.

O estímulo psíquico do amarelo, cuja propriedade é ativar a mente, ao contrário do que aparenta, não possibilita o domínio dos seus pensamentos.

Isso ocorre através de várias circunstâncias abordadas anteriormente, o amarelo estimula a mente tornando-a mais vivaz, o que é de fundamental importância para o bem viver. Uma boa capacidade psíquica permite-nos uma melhor absorção das experiências vividas e nos ajuda para que nos expressemos com facilidade.

O amarelo desperta a capacidade de concentração, que é de vital importância para desempenharmos funções que exijam criatividade e vivacidade psíquica. Quando estamos estudando para alguma prova ou concurso, o contato óptico com essa cor, através de luz ou papel colocado a nossa frente, permitirá um bom rendimento intelectual.

O uso do amarelo é recomendado apenas quando precisamos de nossa força mental. Não é uma cor que permita um envolvimento maior com as pessoas e nem dá ajuda para expressarmos melhor nossos sentimentos, pois o amarelo é razão e não emoção.

Verde

O verde é a cor que está no centro do espectro da luz, entre o vermelho e o violeta. Regula o Chakra Cardíaco, que fica entre os Chakras inferiores e os superiores. Esse Chakra simboliza os valores físicos através do sangue – que conduz os suprimentos para o corpo – e também os valores da alma – através das emoções e dos sentimentos – sendo considerado uma cor intermediária entre o nível físico e sentimental.

Isso faz com que o verde seja a cor do equilíbrio. Não leva aos extremos e possibilita um estado neutro, que facilita a assimilação e permite uma boa condição para um julgamento claro. A sensação que o verde transmite possibilita-nos fazer ótimas ponderações.

Quando a mente se torna muito ativa e excitada, o verde possibilita que ela retorne ao equilíbrio, causando a serenidade psíquica. Pode até remover os medos causados pela fantasia mental.

O raio verde, além de restabelecer o equilíbrio, mantém um bom funcionamento do corpo, bem-estar e serenidade, permitindo que a vida possa fluir de maneira agradável e satisfatória.

O ponto de equilíbrio depende tanto do ritmo interno, como do bem-estar do nosso corpo. O ritmo normal é considerado o ponto de equilíbrio e varia de pessoa para pessoa. Alguns são mais lentos, enquanto os outros são mais acelerados. Enquanto uns conseguem fazer duas coisas ao mesmo tempo, outros não podem fazer mais do que uma.

Se a pessoa que é mais acelerada quiser fazer as coisas mais lentamente, pode-se dizer que seu ritmo está reduzido, o que é considerado um desequilíbrio. Aquela que tem um ritmo mais lento, ao tentar fazer as coisas apressadamente ficará toda atrapalhada, causando também um desequilíbrio.

Em se tratando do ponto de equilíbrio de cada um, convém salientar que a natureza proporciona uma seqüência de experiência de acordo com o ritmo de cada um, respeitando os seus limites podemos observar que as coisas são mais dinâmicas para aqueles que possuem um ritmo mais acelerado, parecendo que naturalmente acontece uma coisa seguida da outra. Para aqueles que têm um ritmo mais lento, as coisas acontecem gradativamente, permitindo o tempo necessário para que eles elaborem, resolvam e, somente então, partam para a ação.

Se avaliarmos por uma óptica superficial, diríamos que o primeiro está em vantagem (quanto ao número de experiências) sobre o segundo. Porém, isso não é verdadeiro. Não se trata de uma competição que determina quem está na frente, mas sim do grau de consciência que cada um adquire nas experiências vividas.

Se nos aprofundarmos um pouco mais numa avaliação sobre as duas formas de vivenciar as experiências, observamos que talvez as coisas sejam dinâmicas para quem é rápido na execução delas, porque essas pessoas necessitam de várias atividades ao mesmo tempo, com a finalidade de assimilar internamente, um pouco de cada experiência. De outra forma, as pessoas aparentemente lentas se concentram naquilo que estão fazendo ou nas coisas que acontecem, de tal forma que assimilam com mais facilidade a experiência vivenciada.

Visto que a natureza respeita o ritmo de cada pessoa, cabe a nós também ter o devido respeito com o ritmo dos outros, uma vez que cada indivíduo é único e tem um ponto de equilíbrio próprio.

Quando ficamos irritados com o ritmo de alguém, é porque temos algum problema em relação ao nosso próprio ritmo. A irritação demonstra que não estamos adequados ao nosso ponto de equilíbrio. Vejamos alguns exemplos: quem tem um ritmo acelerado e se irrita com as pessoas lentas, provavelmente tenta fugir de algum conflito interno e o faz através da ação exagerada. Quem tem um ritmo lento e se irrita com as pessoas ativas, está demonstrando que internamente é muito agitado, mas não permite expressar essa agitação. Essa pessoa se contém através de uma pseudolentidão, que na realidade representa apenas uma maneira de segurar o fluxo que brota.

Para sabermos qual é o nosso ponto de equilíbrio, é necessário uma ampla observação sobre nosso estado interior. Caso nos encontremos num dos estados acima descritos, isso demonstra que não estamos em compasso com o nosso ritmo interno. Devemos resolver os conflitos que não nos permitem agir como verdadeiramente somos.

Quando estamos em equilíbrio interior, estamos em harmonia com a expressão, a mente e os sentimentos. As emoções têm seu fluxo normal, o prazer é sentido nas devidas proporções, alegria não resulta em euforia. Assim sendo, todas as sensações agradáveis são prolongadas e podemos curti-las por mais tempo, sem entrar em desequilíbrio. O verde é a cor que permite ponderar, mas não executar.

Ao atingirmos essa fase, podemos dizer que estamos no centro. Estar centrado é ter condições e estrutura emocional e psicológica adequadas para direcionarmos nossa experiência de vida.

Dessa forma, concluímos que o verde, assim como o vermelho, é importante pois nos deixa centrados. Porém, cada uma dessas cores age num campo específico. Assim, o vermelho aplicado na coluna nos traz para a realidade física, proporcionando condições para a ação. A partir do contato óptico com a cor verde, temos mais facilidade de encontrar e permanecer no equilíbrio interno.

A condição de equilíbrio do verde não é um impulso que resulta em ação ou retração, pois esse raio não nos faz elaborar um curso de ação ou um projeto. Cabe ao vermelho e ao laranja a fase de concretização.

Em função disso, o equilíbrio poderia ser considerado uma estagnação. Seria como estarmos em pé e conseguirmos equilibrar nosso corpo, mas necessitamos de um impulso, de uma ação para podermos andar.

Esse ato momentâneo nos obriga a procurar novamente o ponto de equilíbrio. É assim que ocorre o movimento. Assim, podemos dizer que o verde é necessário para fazer voltar ao equilíbrio após uma excitação física ou mental, mas em seguida precisamos de outras condições, que são dadas por cores diferentes dele.

Em alguém fisicamente cansado, agitado ou estressado, o verde é inicialmente benéfico. Depois de um tempo, segue-se uma saturação da cor que incomoda, fazendo com que deseje voltar à atividade ou simplesmente relaxar.

Sendo assim, dizemos que o verdadeiro equilíbrio encontra-se em todos os raios que compõem o espectro da luz, sendo o branco o resultado que contém em igual proporção as propriedades das sete cores apresentadas nesse capítulo. Cada uma delas representa um estado que possibilita a harmonia com o todo. Qualquer excesso resultaria em desequilíbrio. Como sabemos, a chuva é importante para a vida do planeta, porém seu excesso causa inundações. Há necessidade do sol, mas em grande quantidade teríamos a seca. Diríamos que em cada momento de nossa vida precisamos de um estado associado a uma cor.

Por esse motivo, na cromoterapia o verde é usado em muitos tratamentos, mas sempre acompanhado de outra cor. Ele faz com que o órgão volte ao seu equilíbrio, para depois ter o impulso necessário para sua atividade.

Azul

Chegamos na cor azul, que é a primeira cor fria do espectro da luz. As cores frias possuem vibrações mais sutis. Enquanto as cores quentes – como o vermelho, o laranja e o amarelo – possuem maior propagação da luminosidade, causando sensações mais físicas, as frias – como o azul, o índigo e o violeta – são mais escuras, pois sua maior propriedade não é física, mas astral.

O raio azul ultrapassa os limites da matéria e da mente e sua vibração está numa freqüência mais elevada, que envolve o ser com suavidade.

Nessa cor não há razão, apenas emoção e sentimento nascendo, rompendo o vazio da vida e da escuridão dos pensamentos negativos. É associada àquela sutileza que não se resume ao corpo e à mente, sendo apenas mecanismos pelos quais a alma, representada pelo sentimento, manifesta-se para a experiência humana.

O azul produz uma sensação de calma que relaxa o corpo e a mente, desperta a nossa essência, criando paz interior e permitindo-nos tomar contato com o mais profundo do nosso íntimo.

O azul ajuda-nos com a verbalização, facilitando toda a exteriorização que materializa o que está dentro de nós e que apenas nós conhecemos e sabemos. Permite a troca.

Essa cor desperta a fé em nós. Não a fé religiosa, mas a fé em nós mesmos. O amarelo que acionava a mente ficou para trás, fazendo-nos passar pelo verde, indo ao encontro do espírito e fluindo sentimentos, emoções e fé.

A verdadeira fé é acreditarmos primeiro!

A mente passa para um plano definido onde a colocamos e em nosso mundo interior começa a formar-se uma força que nos impulsiona para frente, fazendo com que jorrem todas as propriedades inerentes à alma.

Canalizamos nosso desejo em forma de energia e a conduzimos para tornar concretos os mais profundos anseios.

Ter fé é confiar, é conectar um fio na rede que nos liga ao cosmo, concentrando nossa certeza na obtenção do nosso desejo.

Falhar em obter é falta de fé e certeza.

Quando queremos, todas as forças se dirigem para um mesmo fim. Devemos manifestar nosso objetivo e deixar que as coisas aconteçam. A espera e como trabalhamos com ela é o grande segredo. Se a nossa mente intervier nesse processo, racionalizando, colocando objeções e obstáculos e exigindo premência na concretização, nosso objetivo estará cada vez mais longe.

O que eu desejo que se realize já, agora, imediatamente, traz patente a minha incredulidade na realização. Parece que o mental deseja provar que é possível, mandando uma ordem do tipo: se tem que acontecer, tem que ser agora, senão é mentira.

Esse tipo de energia dispersa todas as forças que trabalhavam a nosso favor, é incredulidade.

Se temos fé, temos certeza. Se temos fé, confiamos na vida, na natureza, em Deus e em nós mesmos.

Quando temos fé, assumimos a vida e controlamos os pensamentos que são verdadeiramente o grande empecilho para as novas realizações.

A nossa mente recebe, desde o início, impressões que ficam gravadas nela e que nos levam a questionamentos incríveis do tipo: eu mereço? Eu consigo? Será que? Essas atitudes dissipam nossas forças e nos deixam cada vez mais longe de nossos objetivos.

Devemos agir no presente, que é a única realidade tangível e concentrar nele o raio azul da fé: eu creio e posso!

Quando confiamos nas forças da vida, fazemos a parte que nos toca e deixamos a quem é de direito fazer a sua, sem interferir nesse processo, porque isso é crer!

Agora, se você é daqueles que querem fazer tudo com as próprias mãos, você está se julgando muito poderoso e querendo competir com a vida. Acabará por complicar-se inteiro. Você pode ficar cheio de problemas e envolver-se em confusões, que não saberá como resolver. Se você se perceber dessa forma em alguma área de sua vida, é porque naquela área não acredita nas forças da natureza. Acredita que deve fazer tudo sozinho. Ficar vigiando e controlando tudo só fará com que você interfira nos processos naturais da vida que lhe trazem as condições necessárias para que se realize tudo o que quer.

Ficar preocupado é não ter fé na força que rege os mecanismos de vida no planeta, responsável por toda a ordem que compõe o micro e o macrocosmo, "Deus".

Índigo

O índigo é a cor que desperta em nós uma consciência ampla e ultrapassa os limites da mente, permitindo uma compreensão maior das situações da vida. Quando somos afetados por essa cor, saímos da razão e penetramos na emoção e sentimento, função característica do azul. Porém, a pequena dosagem de vermelho contida no índigo não permite que nos percamos nas profundezas do ser.

É uma cor capaz de elevar a consciência a tal ponto que não somos afetados pelas sensações do corpo, incluindo a dor. Não nos causa perda de sensibilidade, energiza a dramaticidade da situação presente, enquadrando-a em proporções reais. Como a compreensão do momento em que se vive torna-se muito maior, os parâmetros de análise não se limitam apenas a uma visão consciente da vida, mas transcendem a mente, dando uma consciência maior sobre os fatos.

O raio índigo proporciona um estado de profundo relaxamento do corpo e da mente. Sob a influência dessa cor, percebemos o corpo totalmente solto, porém não perdemos a consciência, sendo portanto a cor ideal para os exercícios de projeção astral, os quais possibilitam a saída do corpo, mantendo a consciência desperta.

No campo mental, o índigo é benéfico para trabalharmos os processos de culpa.

A sensação que nos provoca mal-estar, sufoca e oprime é o que chamamos de culpa, um processo através do qual nos cobramos algo que poderíamos ter feito e não fizemos. A culpa age nas pessoas que exigem de si aquilo que não aprenderam ou não têm capacidade de fazer. Muitas pessoas não conseguem distinguir a sua realidade das exigências da mente. O ideal em comportamento nos é enfatizado como uma postura adequada a ser atingida. Passamos a cobrar de nós mesmos atitudes que o meio social admite como sendo corretas, como por exemplo: o modelo ideal de mãe, de pai, de bom amigo, etc.

A culpa surge quando percebemos que o modelo ideal instituído pela mente não foi cumprido. Quando há essa percepção, voltamo-nos contra nós mesmos, ficamos deprimidos e passamos a nos cobrar e até nos odiar. Quando isso ocorre, acionamos mecanismos interiores de punição, quer consciente – através de atitudes – ou inconsciente, que desencadeiam processos de sofrimento – como a dor moral e até mesmo física: doença. Esse processo de condenação chamamos de castigo; a palavra casto significa puro e acionamos todo um mecanismo para nos purificarmos da culpa que nos faz sentir impuros.

A culpa é uma auto-agressão, por isso ela é responsável por uma série de desequilíbrios emocionais. Sentir culpa é ser pretensioso e pretender ser aquilo que não se é e exigir muito de si mesmo. Culpar os outros é exigir deles um comportamento que não está ao seu alcance. A culpa gera em nós um sentimento tão grande que nos faz ver realidades que só existem em nossa mente. No momento da culpa, fazemos a nós mesmos julgamentos e cobranças baseados em nossa experiência e naturalidade do presente. A culpa leva-nos a esquecer que o passado foi uma outra época já passada, sem volta, na qual nossos valores, discernimentos e limites eram outros. Nessa ocasião, fizemos exatamente o melhor que podíamos.

Nossas atitudes passadas faziam parte de nossas experiências evolutivas e não nos podemos cobrar por algo que não tínhamos. Um bom exemplo para compreendermos que não há castigo quando agimos como verdadeiramente somos, encontramos nas crianças: quando falam errado, elas não são punidas e ninguém cobra nada delas, porque seus aparelhos vocais não estão desenvolvidos o suficiente. Sabemos que, com o passar do tempo, elas vão amadurecer e falar corretamente. Dessa mesma forma somos vistos por Deus e pela natureza. Os erros cometidos por ignorância não são cobrados, a justiça universal não pune, apenas ajuda-nos a acordar para a realidade. As pessoas que acreditam que o mundo é um peg-pag são de natureza vegetativa e só aprendem pela dor.

De acordo com a capacidade evolutiva de cada um, fazemos sempre o melhor que está ao nosso alcance. Por isso, não há necessidade de nos punirmos por não termos agido de acordo com o modelo ideal estabelecido na mente.

O remorso é o oposto da culpa e só temos quando deixamos de fazer aquilo que realmente sentíamos.

O índigo nos dá um impulso para crescermos e transformarmos nossos padrões internos. Com essa sensação que o índigo nos causa, podemos trabalhar e remover as culpas que carregamos duramente a vida, porque obtemos uma aceitação sobre nossas posturas adotadas em determinadas situações.

A compreensão, característica do índigo, é o primeiro passo para o perdão. Ao sentirmos a compreensão, criamos condições para um perdão inteligente; quando damos o perdão, deixamos de carregar o ressentimento que nos mantém presos a uma situação do passado, que mantemos viva e alimentada por nosso rancor. Revivermos constantemente a dor que um dia nos foi causada por alguém, essa dor que nos fere a todo instante, que nos pune, é uma dor que corrói por dentro, é a ferida aberta, não cicatrizada e da qual não conseguimos nos livrar. A metafísica, que estuda as causas das doenças, conclui que o ressentimento é a raiz de todos os tipos de câncer. Por isso, perdoar é bom não só porque nos foi ensinado pelo Mestre há quase dois mil anos, mas porque faz bem à alma. Compreendendo o sentido da palavra perdoar (perder e doar) ficamos realmente livres das mágoas e doamos à natureza toda uma carga energética negativa, que ao longo do tempo fomos criando com um sentimento de ódio e vingança. Essa energia presa em nós acaba por somatizar um tumor cancerígeno no corpo físico, expressando no físico toda a dor e amargura que trazemos na alma.

A cor índigo, por nos levar a um estado de compreensão muito mais amplo da vida e dos fatos ocorridos, poderá criar uma condição adequada para o perdão.

O raio índigo deve ser usado em todas as situações que requerem uma condição muito mais ampla do que simplesmente a óptica física e restrita do consciente. É a expansão da alma que se estende na infinidade do cosmo.

Violeta

O raio violeta é a vibração mais elevada do espectro da luz. A freqüência vibracional dessa cor se estende por sobre a matéria, atingindo as camadas mais sutis e elevadas do ser.

O violeta sugere elevação em todos os sentidos. É a cor que está diretamente relacionada ao poder sobre nós próprios, sobre os outros e sobre o meio.

O poder todos temos dentro de nós, só nos é necessário tomar posse dele e usá-lo. O poder absoluto só é possível quando existe em nosso interior.

Quando não o exercemos sobre esse mundo, buscamos a realização do poder externo, tentando controlar as pessoas, o ambiente e as situações. Nesse caso, a frustração por não conseguirmos exercer o poder sobre nós mesmos transforma-se numa necessidade de controlar tudo e todos e ter domínio sobre as situações, levando-nos a intervir na vida das outras pessoas, causando-lhes desequilíbrio e tentando colocá-las sob nosso jugo, o que disfarçamos sob a máscara de orientação e protecionismo.

A necessidade de controlar os outros vem exatamente do fato de não controlarmos nosso interior e não exercermos o poder que nos cabe sobre nós mesmos. Verificamos facilmente ocasiões assim naqueles que gostam de dirigir a vida dos outros, dando conselhos, palpites e diretrizes que, na maioria das vezes, nem foram solicitados. Nesse momento, essas pessoas julgam-se com a capacidade de mostrar soluções para situações que não lhe pertencem, causando muita irritação nas pessoas as quais tentam dirigir, como também ficam irritadas quando não agem como elas determinam. No íntimo, torcem para que não dêem certo as atitudes e ações dos outros que não fizeram aquilo que elas queriam. E então vêm as frases do tipo: eu não disse? Essa é uma forma usada para a pessoa redimir-se ao seu domínio.

Uma forma muito comum usada por tais pessoas para serem o centro das atenções e, por assim dizer, exercerem o poder sobre aquele com quem se convive, é se fazer de vítima, dramatizando as coisas que acontecem consigo para que todos fiquem com pena. Às vezes, uma chantagem através de doença é também usada e, de uma forma ou outra, sempre acabam conseguindo que todos voltem sua atenção para elas e realizem tudo o que elas desejam.

Além dessas situações, existem muitas outras que constatam o desejo de poder sobre os outros, basta observarmos naqueles que fazem parte de nossa vida que descobriremos muitos mecanismos usados para conseguir o poder.

Isso ocorre porque a necessidade interior de poder sobre nós mesmos é muito grande e poucos são aqueles que conseguem obtê-lo. Talvez essa seja uma das principais experiências da vida humana.

A mente, através dos pensamentos, exerce um controle sobre nós que impede o nosso domínio interior.

Vamos saber um pouco sobre como é vivermos sobre o domínio da mente.

A mente cria os desejos e eles escravizam a pessoa, que passa a querer coisas. Sua vida é direcionada para satisfazer os desejos. Eles dominam o mundo interior da pessoa.

Viver dominado pelos desejos é não "curtir" o presente porque eles nos levam para o futuro, causando ansiedade e deixando-nos aflitos. A pessoa que vive esse mecanismo torna-se vazia, monótona e improdutiva, pois sua mente não está ali naquele momento. O indivíduo produtivo é calmo, sereno e, principalmente, está vivendo intensamente no presente.

Quem deixa a mente dominar, vive na desordem interna e os pensamentos perturbam-lhe a paz interior.

Vivemos numa sociedade competitiva e essa competição faz parte do nosso mundo psíquico. Passamos a ter um desejo muito grande de vitória, que não é bem interpretada pela mente, pois a competição separa você do todo. Querer ganhar é fazer alguém perder, levar vantagem é sempre lesar alguém. Quando furamos uma fila, quem está atrás vai ter que esperar ainda mais. Esse estado competitivo da mente faz com que o indivíduo fique frustrado todas as vezes que não consegue vencer.

Isso provoca uma disputa de quem é melhor. Sobressair-se perante os outros faz a pessoa se sentir poderosa, é uma maneira de se ter o poder sobre a situação – isso ocorre no trabalho, entre amigos, com os parentes, etc. Sentimo-nos muito atraídos pela disputa, tanto que os esportes, em quase todas as suas modalidades, envolvem a competição. A vitória daqueles pelos quais torcemos compensa a frustração de nossas próprias derrotas. Um povo que tem ídolos, e é capaz de ir ao delírio ou desequilíbrio por eles, representa um povo que vive uma realidade com muitas derrotas e fracassos na vida.

Essa força psíquica para não perder o poder projeta na vitória a satisfação que a pessoa sentiria ao conseguir dominar a própria mente. É uma ilusão. Vivemos tão intensamente esse fato, que passamos a competir até com a vida, tanto que é comum quando acordamos atrasados, dizermos: "perdi a hora"; quando o dia não foi muito bom, "perdi o dia"; e em tantas outras situações. Quando usamos o termo "ganhei" ou "perdi", vivemos competindo com a vida. Isso demonstra duas coisas: a falta de fé que foi explanada na cor azul e a certeza de que estamos vivendo sob o domínio da mente.

É importante compreendermos duas coisas no tocante à competição: como tudo e todos fazemos parte integrante da natureza, numa disputa tem sempre um ganhador e um perdedor. Assim sendo, quando alguém perde, a natureza é quem perde, e por conseqüência nós perdemos também.

Se no lugar da competição adotássemos a colaboração, todos ganharíamos, pois a natureza se fortaleceria e o nível geral seria mais elevado. Na competição, a perda faz cair a média geral, pois um ganha e vários perdem e a perda é maior que a vitória, enfraquecendo o todo.

A superioridade não deve ser sobre os outros, mas sobre nós mesmos.

O primeiro passo para se colocar ordem interior é não criar desejos em cima de coisas, pois quando há necessidade, a natureza cria os meios de satisfazê-la porque fazemos parte dela. Se estamos aqui para vivenciar determinado tipo de experiência humana, seria ilógico acreditarmos que ela nos abandonaria durante o transcorrer da vida. Quando isso ocorre é porque somos nós quem nos distanciamos dela, querendo fazer tudo sozinhos. Ela por sua vez, devido ao respeito muito grande que tem por nós, permite que seja assim. Dada a sua infinita bondade, como nós não pedimos, ela entende que não queremos e não dá. Quem não sabe pedir também não sabe receber.

O segundo passo para exercermos o domínio sobre o nosso interior é aprendermos a controlar o poder de impressão e sugestão. A partir desse ponto, a pessoa consegue sugestionar os outros e o ambiente. Quando alguém consegue dominar-se, impressionando-se apenas com as coisas alegres e positivas, passa a contagiar os outros. Quando aumenta de poder sobre si próprio, passa a conferir a essa pessoa o que chamamos de presença de espírito; basta que ela entre num ambiente para que todos que ali estejam fiquem contagiados com a alegria que ela traz dentro de si. Nesse estágio do poder, a pessoa já se desimpressionou das coisas ruins da vida e, por isso, chegou mais perto do seu eu e dela mesma.

O próximo estágio, que é exercer o poder absoluto sobre nós mesmos, é chamado de lucidez. Quando se fala de um ser de luz, essa luz não está relacionada à iluminação, mas sim ao fato de estar lúcido, com total controle de todos os mecanismos interiores. É estar presente por inteiro em qualquer lugar que se esteja.

Alguém assim assumiu a postura de comando, acima de todas as informações gravadas na memória. Pela sua superioridade interior, adquire uma atmosfera de dignidade. Alguém assim não é seduzido nem pelos próprios pensamentos, muito menos pelos dos outros ou pelo meio ambiente. Ao contrário, impõe só com a presença um poder e autoridade que é chamado de carisma. Uma pessoa carismática é aquela que tem poder sobre si e, irradiando esse poder, exerce grande influência benéfica sobre os outros.

O raio violeta rege a parte superior do cérebro humano, que é responsável pelo comando de todo o corpo, inclusive o Chakra Coronário é dessa cor. A coroa real simboliza o desenvolvimento do poder e da autoridade.

A auréola no coronário dos anjos representa a ascensão espiritual, o que resulta na abertura desse Chakra.

A cor violeta não só representa, como também induz à elevação. Tanto que Leonardo da Vinci dizia que uma meditação sobre os raios violeta, que atravessavam os vitrais da capela, possibilitava uma maior elevação espiritual.

No campo energético, a cor violeta tem a função de transmutar as energias nocivas a nossa volta e no ambiente. Pois, dada a elevação desse raio, ele é capaz de transformar as energias negativas em positivas.

Quando vamos fazer uma meditação ou oração, com a finalidade de nos elevarmos espiritualmente, o violeta é a cor mais indicada, pois ela facilita nossa ligação com o cosmo.

COMO USAR AS CORES PARA QUE ELAS DESPERTEM SUAS CARACTERÍSTICAS EM NÓS

Para obtermos a sensação que cada cor transmite, é necessário estabelecer um contato óptico com ela. A partir da visualização da cor, conseguimos sentir o que ela nos diz. É uma sugestão externa agindo sutilmente em nosso mundo interno. Isso ocorre porque lentamente vamos entrando em ressonância com as cores, adotando uma postura interior adequada à cor.

Para obtermos esse contato com as cores, podemos empregálas na decoração, com o uso de quadros, tapeçaria, tecido, papel ou cartolina nas cores desejadas. Devem ser colocadas numa posição estratégica, para onde olhamos com freqüência.

Outra maneira de obtermos esse resultado é através do uso da iluminação colorida. Podemos colocar uma lâmpada colorida com o foco direcionado para onde estamos olhando, por exemplo: quando estamos lendo, direcionamos o foco da luz para o livro; se estamos escrevendo numa mesa, direcionamos o foco para ela, iluminando o papel de tal forma que ele fique na cor da lâmpada usada.

Além do contato óptico com as cores, outra maneira também muito eficaz para usufruirmos de todo o potencial e benefícios delas é através da mente, usando nossa imaginação para visualizarmos o raio colorido. A energia do nosso pensamento junta-se à da cor e o efeito delas será altamente potente.

Essa forma de aplicação também é usada para agirmos nos aspectos emocionais e psicológicos. Esse assunto será abordado dentro de cada cor, no Capítulo Seis.

O que a Cor Desperta em Nós

Antes que você tenha a força e o poder
sobre o meio ambiente e a matéria,
deve ser incapaz
da violência e agressividade;

Antes que possa sobrepor os obstáculos,
é necessário
não se desequilibrar
quando eles surgem;

Antes que se possa pensar positivamente,
é necessário
não se impressionar
com as coisas;

Antes que possa viver o equilíbrio,
é necessário
respeitar seus limites;

Antes que possa ter fé,
faz-se necessário
acreditar em você mesmo;

Antes que possa ter a consciência desperta,
é necessário
ser indiferente aos pensamentos torturantes;

Antes que tenha o poder,
é necessário
dominar sua mente;

Antes que possa viver na luz,
é necessário
remover as trevas dos pensamentos;

Antes que possa viver na proteção
e isolado pelo preto,
é necessário estar lúcido.

VALCAPELLI

Capítulo Cinco

O PRETO E O BRANCO

Preto

O preto é o extremo da luz. O mundo visível transforma-se em invisível. Do escuro surge a claridade que vai rompendo a noite e faz surgir o dia. A luz encontra na escuridão a condição necessária para se manifestar, trazer vida e calor, e por ela é absorvida. É no contraste dessas duas energias que percebemos o mundo físico e as cores, pois no muito escuro tornam-se invisíveis e no muito claro seriam ofuscantes.

O preto e o branco são energias opostas.

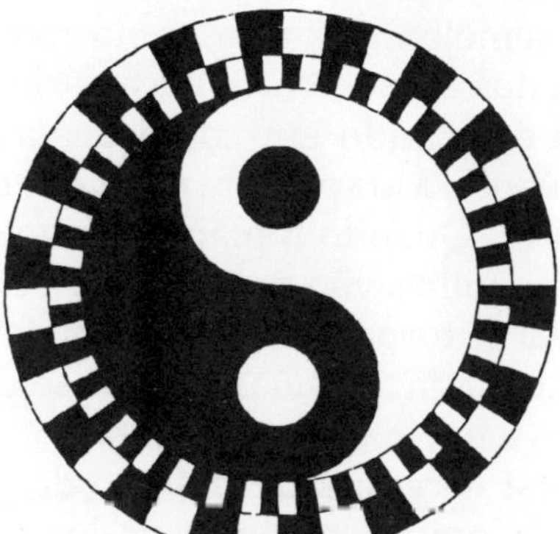

Na filosofia do Taoísmo, o preto é YIN e o branco é YANG. Essas duas energias encerram em si a totalidade. A luz representada pelo branco é vida, calor e construção; e a escuridão associada ao preto é morte e destruição.

A luz surge das trevas, rompe a escuridão e a vida se manifesta, presente em cada célula do nosso corpo, onde encontramos o processo de construção e destruição. A luz é responsável pela construção, enquanto a escuridão, pela destruição. É a luz que nutre, alimenta e mantém a vida.

Quando as células do nosso corpo estiverem velhas, o processo começa a ser revertido e inicia-se a degeneração celular. Até então, elas mantiveram-se alimentadas pela influência direta ou indireta da luz, que formou um campo magnético e vibracional ao seu redor. Esse campo é de uma coloração específica, de acordo com a função desempenhada pelas células. Ele começa a mudar o matiz de sua cor para tons mais escuros até que as células velhas se desagreguem do sistema a que pertencem, sejam espelidas naturalmente e substituídas por novas. Se isso ocorre dentro de uma ordem natural, enquanto as células estavam alterando seu matiz, novas células estarão se formando para desempenhar suas funções e manter a ordem do funcionamento orgânico. Mas se isso ocorre aleatoriamente, ou melhor dizendo, por um desajuste psíquico ou emocional, desencadeia-se uma energia capaz de alterar o seu campo magnético. Quando há uma redução no desempenho celular antecipa-se um processo de destruição (que deveria ocorrer normalmente), causando um desiquilíbrio orgânico. Essa disfunção provocada em algum órgão do corpo é chamada de doença.

Observamos semelhante processo no reino vegetal. As sementes contêm todos os elementos necessários para a germinação dentro de si e, quando em condições adequadas, a vida desperta; mas é quando a luz penetra nelas que o desenvolvimento realmente ocorre. Quando a planta atinge um determinado período de vida, as folhas vão se tornando velhas e vão escurecendo. O verde vai se tornando marrom, cada vez mais escuro, até o ponto em que caem as folhas. A vida se encerra da mesma forma com que teve início, no escuro total.

O reino vegetal necessita de dióxido de carbono para seu desenvolvimento. Com a incidência da luz, o gás carbônico é absorvido da atmosfera, a planta realiza a fotossíntese e expele o oxigênio, imprescindível para as vidas humana e animal, que por sua vez inspiram o oxigênio do ar e exalam o dióxido de carbono: perfeito equilíbrio entre os mundos animal e vegetal. Dessa maneira, ocorrem no tocante a esses mundos, as duas energias: claridade ou branca e escuridão ou preto, que são de vital importância. É o equilíbrio dessas duas forças que gera a condição adequada para a vida no planeta.

O preto é a não percepção, a vibração que está além da freqüência dos olhos humanos. Essa energia não afeta nenhum dos cones ou bastonetes, que são responsáveis pela transmissão das ondas coloridas para o cérebro, justamente por não refletir a luz, mas sim absorvê-la; ao contrário do branco que reflete e estimula todas.

É uma energia silenciosa. Seu efeito é repulsivo, podendo causar medos. Representa uma imagem espiritual de vazio, opressão e morte. É lúcido, porém transparente. O uso do preto nos funerais e no luto representa um período de depressão ou introspecção causado pela perda de uma pessoa querida. Para os povos que aceitam a morte como o início de uma vida eterna, o branco é a cor escolhida para os funerais.

Sabe-se que alguns matizes de carvão são cancerígenos.

A cor preta simboliza o mal, o medo, a destruição, a superstição, a magia negra, o desespero e a depressão.

Roupa Preta – O uso de roupa preta demonstra o desejo de poder manter-se misterioso ou tentar, assim, encontrar sua individualidade e descobrir quem é realmente. Representa o desejo de esconder-se atrás. Por exemplo: um criado usa roupa preta para ser discreto; pessoas gordas podem ter preferências pelas roupas pretas pelo desejo (às vezes inconsciente) de esconder sua obesidade.

Ao optarmos pelas roupas pretas, convém observar que o preto tende a esconder os traços mais atraentes do rosto, faz o sorriso parecer desanimado e os olhos sem brilho e vitalidade.

Preferência Pela Cor – O preto parece indicar revolta do indivíduo contra o destino. Quando acordamos e sentimo-nos mal, temos preferência pelo uso de roupas escuras, que representam nosso estado momentâneo. O bom senso recomenda, nessas situações, usar roupas claras e vivas; isso facilitará mudarmos o "astral".

Cinza

O cinza é a mistura do preto com o branco. Não é uma cor considerada confortável. É o resultado da destruição completa, "transformou-se tudo em cinzas". É a cor da autonegação. Talvez a mais negativa de todas as cores. Representa a timidez, a indecisão e a incerteza.

O cinza é a cor que induz à fuga da responsabilidade e não permite o envolvimento com as outras pessoas.

Associa-se a tédio, tristeza, desânimo, decadência, aborrecimento, velhice, carência vital, etc.

Branco

O branco representa a luz, vibração que contém todas as cores.

O contato com o mundo físico se dá graças à presença desse raio, que retira o véu do isolamento e tudo é contido nele. Esta cor surge quando a distribuição cromática é tão vaga que quase não existe, ou seja, é a junção de todos os raios coloridos. Compreende-se então que o raio branco é a síntese de todas as cores. Um perfeito amálgama do espectro produz a luz branca original.

O branco é a pureza suprema da perfeição, a irradiação do cosmo que flui para o âmago da consciência; a inocência de todos os seres, o intocado. Costuma ser usado pelos sacerdotes de algumas ordens religiosas. É a cor que indica purificação, o novo, o intacto, o agradável e fresco, a bondade, etc.

Roupa Branca – Estar vestindo branco nos deixa festivos, joviais e alegres. Gera uma atmosfera que vai além do ambiente, podendo penetrar no reino da alma. Para os chineses é a cor do luto.

O raio branco é a energia primária de saúde, que nos une com a fonte de vida. Dissolve todas as sombras e doenças, purificando cada célula com um deslumbrante poder de renovação.

Augustus Barnes afirma poder remover tumores e câncer (quando em fase inicial), marcas de nascença não importantes, quer sejam vermelhas, pretas, marrons ou de qualquer outra cor; mesmo aquelas marcas que cobrem o lado todo do rosto ou que se apresentam em grandes protuberâncias. Com o uso de uma lente e dos simples raios de sol, ele garante remover verrugas que desfiguram a pele de tantas pessoas, as quais podem desaparecer sem jamais reaparecerem. Este é um tratamento que não produz efeitos prejudiciais ao organismo, pois não há veneno químico, nem mineral nos raios de sol. É um remédio que pode ser encontrado onde quer que ele brilhe. A lente usada pode ser de vidro ou de preferência de cristal, pois o cristal potencializa toda a propriedade curativa do sol.

Este tratamento não causa mutilações nem sangramento. Os raios de sol cauterizam tão bem veias e artérias que o sangramento cessa quase instantaneamente.

Num congresso internacional de medicina, realizado na Itália no princípio deste século, declarou-se que a luz do sol é o mais prático de todos os anti-sépticos.

Pasteur demonstrou que recintos onde o sol não penetra sobrecarregam-se de bactérias. Todos sabemos que em ambientes fechados há cheiro de mofo.

O Dr. Forbes Winslow, autor do livro "A luz e sua influência na Vida e na Saúde", afirma que "a exclusão total de todos os raios solares induz à clorose (moléstia verde) e às outras enfermidades causadas pela anemia, dependendo do estado carencial e desordem do sangue. Nessas circunstâncias, o rosto assume uma palidez cadavérica, as membranas dos olhos tornam-se brancas, a pele enrugada e cor de cera; além disso, ocorre debilidade muscular, degeneração, hidropsia, porosidade nos ossos, excitabilidade mórbida do coração, perda de apetite, tendência às síncopes e hemorragias, tísica, deformidades físicas, crescimento retardado, prejuízos mentais e velhice precoce".

O Dr. Ellswerth declara que: "Forman-se tubérculos nos pulmões de pessoas isoladas do sol".

Uma respeitada observação feita por Florence Nightingale: "Quem não observou o efeito purificador da luz" e prossegue: "especialmente a luz solar direta; a utilidade da luz no tratamento das enfermidades, é da máxima importância".

Diz o Dr. Forbes Winslow: "isoladas do estímulo da luz, a fibrina, a albumina e as células vermelhas do sangue diminuem de quantidade e o serum, ou porção aquosa do fluido vital, aumenta o volume, e assim induz a uma doença, a qual os patologistas e médicos em número excessivo dão o nome de leucemia - uma enfermidade na qual se desenvolvem as células brancas do sangue em número muito maior do que o normal".

Considerações Gerais

De modo geral, costuma-se usar em tratamentos sete luzes nas cores do arco-íris. Estes sete raios dão a mesma propriedade da luz branca. Com isso, absorve-se a vibração que estiver sendo necessária.

Um bom cromoterapeuta, a partir de um diagnóstico, usa a cor específica que estiver carente no organismo e o raio complementar que neutraliza a disfunção existente. Pois a aplicação isolada de cada cor contém maior potência das características dela, tornando seu efeito mais rápido.

Para se fazer uso eficaz das cores, temos de seguir as prioridades de cada uma delas.

Capítulo Seis

AS CORES E SUAS FUNÇÕES

As sete cores quanto a: compreensão; aspectos psicológicos; aspectos emocionais; alimentos; formas de tratamento; contra-indicações; roupa; decoração; símbolo; "dicas" publicitárias; tonalidade com o preto; tonalidade com o branco e matizes.

VERMELHO

A cor vermelha é um vitalizador em potencial e desempenha importante função na constituição física humana.

É rica em raios caloríficos, aquece e estimula a circulação, levando calor às artérias. Essa liberação de calor limpa as congestões dos nervos sensoriais e dos músculos, por isso o uso da luz infravermelha no tratamento muscular tem se mostrado eficaz. Produz íons, que são as minúsculas partículas portadoras de energia eletromagnética do corpo.

Essa cor é responsável pela decomposição dos cristais de sal ferroso (partículas que consistem de ferro e sal); os glóbulos vermelhos absorvem o ferro e os rins eliminam o sal através da pele. Assim, fortifica-se o sistema.

É a cor que aumenta os glóbulos vermelhos do sangue e produz o ferro. Devido à predominância desses dois elementos contidos no sangue, ele se torna de cor avermelhada. Sendo a cor do sangue, que percorre todo o organismo e irriga cada célula do corpo, é considerada a cor básica do corpo físico.

Tem capacidade de elevar a pressão sanguínea e acelerar a respiração, ativando a circulação. Estimula o fluido da medula espinhal, o sistema nervoso simpático e os nervos sensoriais. Por isso, é benéfico na carência do olfato, visão, audição, paladar e tato. Além de vitalizar todo o organismo, energiza o fígado e regula o intestino delgado.

O elemento fogo, representado pela cor vermelha, é importante para todos os seres vivos. Sem o calor, o frio paralizaria tudo. Portanto, o vermelho propicia movimento e atividade. Vitaliza as energias etéricas, criando assim um forte impulso à ação.

É a cor do Chakra Básico; a vitalidade do corpo físico depende da entrada correta e suficiente do raio vermelho, que estimula a força criativa e os processos de restauração orgânica.

A ação do raio vermelho libera a adrenalina armazenada nas glândulas de secreção interna para a corrente sangüínea.

Atrai o sangue para a superfície, avermelhando a pele e provocando tensão interna, levando a um grau de restrição e terminando em exaustão.

Por acelerar de maneira rápida demais as energias vitais e pelo poderoso efeito no metabolismo, causa nas pessoas uma saturação em pouco tempo de exposição.

O vermelho é recomendado nos momentos em que nos sentimos abatidos, desanimados, melancólicos, exaustos e cansados fisicamente, porém não deve ser usado em momentos em que nos sentimos estressados.

De todas as cores, o vermelho é a mais poderosa e por isso requer cautela no seu uso.

A cor vermelha causa o estímulo da sexualidade. A visão dessa cor leva a um impulso sexual tão intenso que pode até fazer perder o controle, nos homens mais do que nas mulheres, pois a natureza masculina é mais propensa a essa cor. Pela postura Yang, a habilidade de enfrentar as tarefas físicas e ter a atenção direcionada ao mundo físico e às coisas da matéria, a própria constituição física masculina é mais preparada ao labor, grandes esforços, força física, garra e coragem. Mais freqüente no sexo masculino do que no sexo feminino.

Aspectos Psicológicos do Vermelho

Produz uma forte sensação de estar presente no aqui-agora, desperta a sensação de poder, consciência física, vontade e sexualidade. Estimula a auto-importância e auto-afirmação, representa a sensação do "eu sou" e recupera a consciência de si próprio, estimulando a criatividade.

É excitante, prazeroso, estimulante, recuperador, ativador. Revigora e estimula a criatividade. Cor apaixonante, sensual, chamativa, agradável e extrovertida. Por ser uma energia expansiva, sobrepuja a inércia e a depressão. Sua tendência é estimular os comportamentos externos; mantém os pés no chão, estimula a praticidade e a objetividade; é a força de vontade e determinação necessárias para se obter o sucesso. Representa saúde, fogo, sangue quente, raiva, mau humor, perigo e destruição. Pelo estímulo e excitação, age como elemento de irritação. Pode ser usada para o extrovertido voltar ao seu interior. Com as pessoas voltadas para fora, a influência do raio vermelho faz o ego recuar, pela sua capacidade egocêntrica e altruísta.

Aspectos Emocionais do Vermelho

No campo emocional, o vermelho não é uma experiência agradável; poucos podem suportá-lo por muito tempo. Não é considerada uma cor para a alma, pela sua capacidade de fixar, vincular e segurar. Uma vez que a alma e as emoções são flexíveis, se propagam e se dilatam, o vermelho retém esse fluxo. Por outro lado, nos casos de indecisão ajuda a fixar a pessoa no presente por um tempo. Devido à natureza expansiva do raio vermelho, ele conduz à generosidade e até ao auto-sacrifício se for necessário. Pela natureza agressiva e o desejo ardente, pode tornar a pessoa possessiva, sufocando assim o sentimento e objetivo do amor. Esse raio, nas emoções, pode causar impulsos exteriores de dominação e de completo egoísmo, que busca conquistar tudo. Estimula o ser para competição, provas, exames, etc. O vermelho provoca revolta, barbarismo, violência, agressividade, paixão, vulgaridade, extroversão, alerta e bravura.

Seu uso elimina os sentimentos de culpa, afasta a tristeza e a melancolia.

É percebida através da sensibilidade como quente e aglutinadora.

Alimentos de Cor Vermelha

Frutas e legumes de pele ou casca vermelha e demais alimentos que contenham ferro: agrião, beringela, beterraba, carne, rabanete, repolho, tomate, inhame, cebola, pimenta, pimentão vermelho, cereja, melancia, morango, uva, ameixa vermelha e preta, maçã vermelha, etc.

Formas de Tratamento

Tanto a cor vermelha como a laranja são poderosas e eficazes no tratamento do corpo físico. Devido às suas ações potencializadoras, requerem cautela na aplicação, jamais devendo ser empregadas indiscriminadamente. É importante considerarmos que cada paciente é único e como tal deve ser tratado.

Nas pessoas saudáveis e com estrutura física, a aplicação da cor vermelha durante 15 minutos é altamente benéfica e o efeito vitalizante e estimulante do vermelho obterá sucesso. Ao passo que em outras pessoas, com o físico muito debilitado, uma carga de vermelho poderá levá-las a um choque ou reações físicas desagradáveis e sufocantes. Neste caso, convém aplicarmos a cor laranja, que possui efeito estimulante moderado, podendo, portanto, ser aplicada em todos os casos onde o vermelho não pode ser usado.

Contra-Indicações do Uso do Vermelho

Nos casos de febre, pressão alta, taquicardia, hipertensão, inflamação, neurite (inflamação dos nervos), flebite. Nos casos de pessoas perturbadas ou com distúrbios emocionais e de temperamento excitado.

Seu uso freqüente, além de causar esgotamento, pode causar febre. Nesse caso, recomenda-se o seu uso com a cor azul.

Roupa Vermelha

Aconselhada para pessoas letárgicas e com falta de vitalidade, porém sadias. Para quem precisa ou quer ser visto, essa cor desperta a atenção, porém seu uso é recomendado para pequenos períodos de tempo. Devido à saturação ocorrida pela cor vermelha, ela causa no companheiro uma sensação desagradável após longo tempo de contato óptico.

Ideal para prática de esporte, atletismo, competição, etc., mostra-se prejudicial às pessoas que se cansam facilmente.

Essa cor é mais freqüente nos trajes femininos, justamente pela reação que causa nos homens.

Um vestido vermelho despertará o apetite sexual dos homens, mas é necessário cautela, pois se ele teve um dia cansativo e estressante, irá agredi-lo e produzirá um efeito oposto.

No homem, uma gravata vermelha é suficiente para despertar o desejo feminino. Neste caso, o terno precisa ser de cor complementar ou talvez castanho, rosa escuro, etc., mas nunca marrom, pois o marrom contrastado com o vermelho atenua o ímpeto da paixão.

O Vermelho na Decoração

Devido à intensa propagação do vermelho, seu uso na parede tem a capacidade de reduzir o espaço, bem como na vertical de reduzir a altura; quando aplicado no teto, causa uma sensação de peso vindo de cima.

Seu uso é indicado em ambientes de fluxo rápido de pessoas e em locais onde se deseja estar atento e vivenciar as atividades num nível elevado de excitação, tais como: academias de ginástica, casas de dança, entretenimentos e comemorações. Facilita a exteriorização e, por conseqüência, a exibição de movimentos.

Em restaurantes, estimula a comer e principalmente, quando associado ao laranja, aumenta o consumo e causa uma movimentação mais rápida de clientes. Não é recomendado para escritórios, áreas de tensão e quartos de dormir. É a primeira cor captada pela percepção visual, por isso é usada para marcar o local do equipamento de segurança, principalmente o de incêndio. A permanência em local cuja cor predominante é o vermelho provoca esgotamento e desconforto.

Quando denso e forte, torna-se opressivo. Pode causar claustrofobia quando aplicado em ambientes, sendo que outras cores não manifestariam tal condição. Não permite inclinação a diálogos monótonos.

O Vermelho Simboliza

Perigo, fogo, sangue, paixão, destruição, raiva, guerra, combate e conquista. Cor de aproximação e encontro.

"Dicas" Publicitárias

Na criação de uma marca ou na propaganda, a cor vermelha é estimulante, motivadora e aumenta a atenção.

Indicado para artigos que indicam calor, energia e vitalidade, tais como: ginástica, remédios estimulantes, chocolate, queijos, etc.

O vermelho acentua a forma, é uma cor que impõe pelo impacto visual. Portanto, é facil de ser recordada, porém rejeita a penetração prolongada.

Tonalidade com o Preto

Quando misturada ao preto, obtém-se as tonalidades escuras, as quais podemos chamar "sombra", "barro", que representam o lado negativo, manifestando assim: violência, brutalidade, rudeza, obstinação, dominação, ressentimento, estagnação e rejeição. Inibe a atividade mental e provoca desânimo.

Tonalidade com o Branco

Nos matizes do vermelho com o branco temos o lado positivo da cor, que representa: coragem, força de vontade, espírito pioneiro, determinação, espontaneidade, sinceridade, gratidão e perseverança.

Matizes do Vermelho

Rosa – É a mistura do vermelho com o branco. É vital para a beleza feminina; enaltece, vitaliza e estimula; aumenta o desejo de prazer, abnegação e luxúria com um instinto natural. Ideal para traje de dormir feminino proporciona serenidade e harmonia. Causa a sensação de vida nova com coragem para enfrentar os obstáculos.

Os atributos da cor rosa são: amor, simpatia, gentileza. Também é purificador Sanguíneo.

Rosa-Choque – Cor curadora, cria o desejo de expressar o amor físico e amar o mundo.

Rosa-Desbotado – É uma tonalidade indecisa, deixa as pessoas mais críticas e conscientes.

Vinho – Purificador e depurativo sanguíneo.

LARANJA

É uma combinação do vermelho com o amarelo. Seu poder de cura é maior que o das duas cores isoladamente; como resultado da mistura das duas cores, estimula a respiração e a tireóide e também é depressivo da paratireóide.

Possui efeito anti-espasmódico, sendo, portanto, aplicado em caso de espasmos musculares e cãibras de qualquer natureza.

Fortalece e expande os pulmões; tonifica o estômago e ajuda no metabolismo do cálcio, pois o padrão vibracional do cálcio é laranja.

Ameniza as perturbações emocionais que afetam o estômago, porém pode causar vômito.

É a cor responsável pelo estímulo das glândulas mamárias, aumentando a produção de leite nos seios após o parto.

É um agente capaz de corrigir raquitismo ou fragilidade óssea e, assim como o vermelho, o laranja também possui efeito estimulante, podendo ser aplicado na falta de vitalidade.

A cor laranja relaciona-se ao sistema nervoso simpático, ligado ao coração, portanto, enquanto o laranja alimenta, revigora, estimula e facilita a sinapse entre os neurônios, o índigo e o violeta acalmam, relaxam e tratam as doenças desse sistema.

Possui relação com baço, pâncreas, rins, supra-renais, paladar e o sistema linfático. Promove a boa digestão, pois é benéfico à maior parte do sistema metabólico.

A atuação predominante da cor laranja é no centro esplênico, na região do baço, sendo, portanto, responsável pelo processo assimilativo, distribuidor e circulatório do corpo físico. Tem a capacidade de aumentar a média da pulsação cardíaca sem afetar a pressão sanguínea, auxiliando a circulação e aumentando a respiração. Possui poderoso efeito tônico; libera as funções corporais e mentais; dá ao mesmo tempo energia física e estímulo psíquico. Estando entre a raio físico do vermelho e o raio mental do amarelo, aciona tanto a vitalidade quanto a intelectualidade, podendo também ser considerado "raio da Sabedoria".

O laranja, além da vitalidade física, proporciona também o rejuvenescimento. Sua energia atua diretamente no campo etérico devido à escala vibracional desse corpo ser da mesma freqüência da cor laranja.

Essa cor tem capacidade de transmutar a energia sexual, que poderá ser usada para outros fins, tais como: magnetismo pessoal, carisma, energia de cura, etc.

O raio laranja está relacionando à comunicação, facilita a expressão e ajuda no relacionamento por criar um bom nível de diálogo entre as pessoas.

É importante observarmos que as doenças são somatizadas no corpo etéreo, onde se localizam os Chakras, os bloqueios, traumas ou padrões comportamentais do indivíduo, que se alojam nas regiões correspondentes à emoção. Esta massa de formação psíquica, a qual podemos chamar de amebas ou formas-pensamentos, alojada no órgão, é que vai alterando seu campo vibracional, causando as disfunções orgânicas. Uma das razões pela qual isso ocorre é pelo bloqueio no meridiano relacionado àquele órgão, impedindo assim o fluxo energético que o alimenta com as energias absorvidas através do Chakra correspondente. Tanto que algumas técnicas orientais de massagens utilizam-se do processo de desbloquear os meridianos, para que haja um fluxo energético capaz de recuperar o órgão afetado ou doente. Para se obter o mesmo efeito, porém com cor, aplicamos a cor laranja para desbloquear os meridianos, pois atua diretamente no campo etérico, sendo capaz de desobstruir e desagregar a massa psíquica responsável pelo bloqueio. Esse, além de não permitir a alimentação do fluxo energético para o órgão, vai mudando o matiz do campo magnético que o envolve, alterando sua função e determinando o que chamamos de doenças. As nuanças da cor, que o órgão vai adquirindo quando ocorre esta disfunção, são matizes escuros, sombreados ou preto. Portanto, o laranja é imprescindível em qualquer moléstia física.

Aspectos Psicológicos do Laranja

É a cor das idéias inovadoras; fortalece o corpo etérico e realça as emoções, proporcionando sensação de bem-estar, alegria, satisfação, leveza, prazer, soltura e atividade despreocupada.

É também a cor do calor, do fogo e da vontade que brota do ser com força para superar os obstáculos, é a cor do movimento; aspira um poder mais amplo e duradouro.

Elimina a depressão e a tristeza, traz leveza e calma para dispersar os pensamentos sombrios e as preocupações. É uma cor capaz de superar qualquer prostração. Mantém a serenidade psíquica.

É excelente para remover as inibições, repressões e condicionamentos do passado. Facilita a abertura psíquica, tornando a pessoa receptiva às idéias novas. Quando ocorre algum tipo de retardamento, auxilia poderosamente na elevação do nível mental. Por ampliar os limites mentais, aumenta a compreensão e a tolerância. Da mesma forma que o vermelho aumenta a coragem e o poder de ligar com a vida, o laranja auxilia na ampliação psíquica.

A cor laranja inspira confiança.

Aspectos Emocionais do Laranja

A cor laranja é relacionada ao sentimento de prazer e dor.

Intensifica as emoções e cria um sentimento de bem-estar e disposição.

É uma energia criativa e construtiva, tanto física quanto mental.

Tem a capacidade de estimular e desenvolver a auto-estima, ajuda a neutralizar o excesso de preocupação com os outros, esquecendo-se de si mesmo.

A cor laranja elimina a tristeza, frustrações e medo; é antidepressiva e proporciona uma espécie de abertura para o sentimento.

Alimentos de Cor Laranja

A cor laranja, o vermelho e o amarelo são cores de efeitos alcalinos: os alimentos que possuem estas cores contêm o mesmo efeito.

A dieta para ajudar a assimilação do raio laranja inclui vegetais e frutas de casca alaranjada, tais como: abóbora, cenoura, milho, laranja, tangerina, manga, pêssego, melão, etc.

Formas de Tratamento

O laranja exerce poderosa ação na secreção das glândulas endócrinas, sendo portanto imprescindível em qualquer tratamento dessa origem, distúrbios intestinais e estomacais.

Como um dissipador em potencial, o laranja deverá ser aplicado em qualquer calcificação do organismo. Também possui efeito expansivo, sendo útil para desentupir pequenas veias e vasos, facilitando o fluxo da corrente sanguínea, bem como para quaisquer dificuldades respiratórias.

O laranja é um substituto do vermelho e poderá ser empregado em todos os casos onde o vermelho não puder ser usado.

Dentre as cores quentes e estimulantes, o laranja é a que possui um efeito mais suave, por isso é muito usada.

Contra-Indicações do Uso do Laranja

Suas contra-indicações são tão poucas e suaves que não requerem uma observação ampla do paciente, como é o caso do vermelho.

Recomendamos apenas cautela na aplicação do laranja em casos de febre alta, vômito e infecção. Porém, se for necessário o uso de uma cor quente para tratar a causa do problema ou fortalecer o órgão afetado, indicamos o laranja, mas por curto espaço de tempo.

Roupa Laranja

O uso de roupa laranja proporciona descontração no corpo, causa serenidade no pensar. É jovial, causa uma certa leveza, uma alegria ligeiramente desinteressada e de humor leve. Ajuda a liberar as expressões e é também uma cor antidepressiva.

Útil para centrar a consciência do corpo físico, sentir-se bem e otimista.

Apesar de proporcionar prazer e aumentar a sensualidade, não é uma cor envolvente; portanto, não é adequada para causar sensação de envolvimento sentimental mais profundo. Também não é recomendada para quem precisa manter a autoridade.

O Laranja na Decoração

Trata-se de uma cor alegre, contém tanto a hiperestimulação do vermelho como o efeito distanciador do amarelo.

O uso da cor laranja num ambiente mantém o espaço equilibrado, não restrito, mas levemente reduzido. Quebra a flexibilidade e reduz a rigidez. Causa uma certa animação, perda de apoio e dispersa a fixação.

Essa cor é recomendada nos ambientes de refeições, sala de jantar, cozinha e área de lazer, em tons pastéis, pois muito forte e intensa pode se tornar enjoativa e sufocante.

Não é recomendada para sala de estar, quarto, estúdios e área de tensão.

O Laranja Simboliza

Encorajamento, estimulação, robustez, atração, gentileza, cordialidade, tolerância e prosperidade.

É a cor do fogo e do sol (pôr-do-sol). A cor laranja simboliza o instinto maternal; talvez isso explique porque os homens raramente usam essa cor.

Sua associação afetiva relaciona-se à força, luminosidade, euforia, energia, tentação, prazer e senso de humor.

"Dicas" Publicitárias

O laranja estimula a necessidade de aquisição, porém seu efeito é mais moderado e menos agressivo que o vermelho.

Não é considerada na publicidade como uma cor que destaca, aparece e chama a atenção, como é o caso do vermelho, do amarelo e do azul. Porém, é de grande estímulo ao apetite.

Tonalidade com o Preto

A cor laranja com o preto nos leva ao lado negativo dela, que causa: destrutividade, desespero, exibicionismo, orgulho, desânimo, preguiça, dependência e necessidade de apoio nos outros.

Tonalidade com o Branco

O laranja com matiz de branco revela o lado positivo dessa cor, que transmite: alegria, autoconfiança, entusiasmo, contrutividade, independência, criatividade , aptidão, culinária, etc.

Matiz do Laranja

Vermelho-Alaranjado – É a mistura do laranja com o vermelho. É recomendado para baixa vitabilidade animal. Aumenta a tensão sanguínea e estimula o fluxo menstrual.

Representa ação já completada e é bom para determinar objetivos.

AMARELO

O amarelo é a mistura da luz vermelha com a luz verde, por isso, contém metade da força estimulante do vermelho e metade da capacidade regenerativa e equilibrante do verde. Tem a capacidade tanto de estimular as funções, quanto de restaurar as células debilitadas. É ativador dos nervos motores, por isso gera energia para os músculos. Se houver deficiência da energia amarela nos nervos sensoriais e/ou motores, isso provoca um desarranjo funcional nessa área, podendo ocasionar paralisia total ou parcial.

Além de estimulante motor, é construtor dos nervos, exercendo influência no sistema nervoso simpático e parassimpático.

A cor amarela é estimulante da bílis e possui ação vermífuga, sendo hostil aos parasitas e vermes.

O amarelo pode deprimir o baço, reduzindo suas atividades, porém estimula o funcionamento do pâncreas, como também do fígado e da vesícula biliar.

O amarelo ajuda na eliminação do cálcio e no acúmulo de óxido de cálcio, em casos de artrite. É um agente que produz o aumento da eliminação de muco catarral dos pulmões, aumentando toda e qualquer purgação. Sensivelmente, provoca o aumento da pressão arterial, da pulsação e da respiração.

O raio amarelo é responsável pela condução do fluxo magnético positivo que, além de fortalecer os nervos, ajuda o cérebro.

A cor amarela tem ação estimulante, purificadora e eliminadora sobre o fígado, intestinos e pele. Também energiza a região digestiva, fortalecendo a digestão. Purifica a corrente sanguínea e é ativador do sistema linfático.

Utiliza-se o amarelo como purificador de todo o sistema, mas é particularmente na pele que se manifestam suas poderosas propriedades curativas, estimulando a regeneração dos tecidos, acelerando o processo da cicatrização, amenizando cicatrizes e manchas, como também eliminando as impurezas dos poros. Portanto, é recomendado nos casos de espinhas, cravos, furúnculos, etc.

Depois do branco, esse raio é o que fornece o máximo de energia. É absorvido através do plexo solar, que é um centro muito importante para todo o sistema nervoso e para o controle do processo digestivo, provocando o aumento de produção de sucos gástricos (secreções estomacais da bílis e saliva) responsáveis por uma boa digestão. Estimula o processo assimilativo do organismo.

É a cor predominante no período da manhã e é responsável pelo estímulo mental. Ao levantar, convém pensar no raio amarelo. Também este é o melhor período do dia para lidar com negócios e assuntos que envolvem o intelecto.

Sua propriedade expansiva torna a mente mais clara e lógica, desenvolvendo a racionalidade e deixando o indivíduo aberto para novas idéias e interesses. Amplia nossos horizontes, tornando a vida mais empolgante e divertida.

Quando sentimos a vida vazia, faz-se necessário sintonizar o raio amarelo para que novas idéias comecem a fluir. Uma mente ativa não se entedia e os interesses e projetos variados nos envolvem em seu processo. Podemos observar que as pessoas idosas só estagnam quando perdem o interesse e não têm nenhum projeto, sendo a cor amarela importantíssima para tirar a pessoa da estagnação.

O amarelo, por relacionar-se ao sol, assemelhando-se à claridade do dia, pode ser usado no campo(chácara, sítio ou fazenda), na iluminação externa para repelir insetos noturnos. A luz branca atrai uma grande quantidade de insetos e o mesmo não ocorre se esta luz for amarela.

Algumas abordagens literárias consideram o amarelo como sendo a cor da alta espiritualidade. Para um melhor entendimento, é importante observarmos que o raio amarelo é um raio de grande propagação, com muita luminosidade. Contém profunda sabedoria, esclarecimento, discernimento e afasta o medo e as incertezas. Além de ativar a mente do homem em todos os planos, dá energia, calor e coragem; indica libertação.

Com essas importantes propriedades, obviamente pode ser considerada uma cor fundamental para os seres que estão vivendo sua experiência terrestre. Dessa maneira, ela seria o elixir emanado para nós pela espiritualidade superior. Por isso, quando percebemos este tipo de irradiação, podemos captar a cor amarela que pode ser exatamente o que eles querem nos transmitir. Entretanto, generalizar que os seres de grande elevação tem essa cor predominante em sua aura seria basear-se em poucos fundamentos, uma vez que a cor de vibração mais elevada é o violeta. Há ainda o branco, que é a junção de todos os raios, sendo considerado como a pureza suprema, tanto que originou o hábito, em várias ordens religiosas, de optar por vestes brancas para os sacerdotes. Como ainda não pertencemos a essa escala evolutiva e só por alguns momentos de elevação estabelecemos contato com ela, fica difícil discernir se a cor que percebemos nesses momentos é a cor que eles nos transmitem ou é a cor predominante da aura dessas altas camadas evolutivas.

Aspectos Psicológicos do Amarelo

Para os antigos, o amarelo era o princípio animador da vida; o amarelo é um raio mental, estimula as faculdades psíquicas e induz ao raciocínio lógico e à capacidade de racionalizar, facilitando o autocontrole.

A cor amarela é recomendada para situações de desespero e melancolia, pois ajuda a reduzir e a eliminar a depressão. É uma cor que sugere alegria, diversão e descontração.

Apesar do estímulo psíquico, que permite o uso das faculdades do intelecto na vivacidade e na elaboração de projetos, pode afastar o indivíduo da ação, separando-o da realidade e não permitindo que ele esteja com os pés no chão. Num diálogo, facilita a explanação com eloqüência por estar sendo usada toda a faculdade psíquica, porém não permite fluir a emoção.

Aspectos Emocionais do Amarelo

Traz esclarecimento, discernimento e afasta o medo. É a energia do calor e da coragem; ativa a mente e ajuda a esquecer os desagravos e as injustiças. Estimula a paciência, sem anular a persistência.

As pessoas com aura amarela são de fácil convívio, possuem um semblante feliz, radiante e risonho, costumam "curtir" a vida. Geralmente não têm pensamentos negativos, são por excelência otimistas, de natureza calorosa e amigável, mas no fundo sentem necessidade de serem amadas.

O amarelo emocionalmente proporciona: esperança, idealismo, espontaneidade, originalidade e expectativa.

Alimentos de Cor Amarela

Os alimentos de cor amarela são: manteiga, gema de ovo, tutano de boi, cenoura, batata doce, abóbora, milho, manga, banana, abacaxi, melão, limão, pêssego, frutas de casca amarela e hortaliças amarelas.

Formas de Tratamento

O amarelo relaciona-se ao plexo solar. Podemos denominar esse plexo como cérebro do sistema nervoso, tanto que, quando estamos muito nervosos, comemos em excesso ou perdemos o apetite; nossos sentimentos e reações mentais afetam diretamente esse centro. Nessa região acumulam-se as energias negativas; o amarelo tem a propriedade de energizar positivamente essa região. No plexo solar são tratadas as desordens do aparelho digestivo, das glândulas adrenais, pâncreas e fígado. O uso de água solarizada amarela pode também ser usada como laxante.

O maior fortificante ósseo é encontrado na cor limão, que é um agente capaz de fortalecer a ossatura; o amarelo tem essa propriedade mais específica nos nervos e músculos.

Contra-Indicações do Uso do Amarelo

O amarelo é contra-indicado nos casos de inflamação aguda, delírio, excitação mental, histeria, superexcitação, palpitações do coração, cólera, diarréia, gastrite e úlcera gástrica.

Se for usado durante muito tempo, pode soltar o intestino e provocar diarréia por estimular o fluxo da bile.

Roupa Amarela

A roupa amarela, apesar de transmitir alegria e atrair a atenção, o que permite um destaque entre as demais pessoas, não é adequada para os que desejam e podem ficar só, sem no entanto ficarem desapercebidos.

Usar roupa amarela causa uma sensação de estar radiante, jovial e alegre, porém não transmite segurança, firmeza e nem estabilidade.

O Amarelo na Decoração

A cor amarela é uma cor fácil e gostosa para se conviver. Vários tons de amarelo podem ser usados na decoração do lar, tornando agradável a permanência durante muito tempo, pois o amarelo nos dá a sensação de um ambiente aberto e remove os limites; dá-nos uma sensação de um dia claro num ambiente arejado. Porém, se a casa for pintada inteira de amarelo, perde a sensação de abrigo e rapidamente atingimos um estado de espírito destituído das âncoras que o ambiente multicolorido nos propicia.

Seu uso é recomendado em ambientes onde se encontram pacientes em convalescência, pois o ambiente amarelo é estimulante e lhes dá a sensação de sol no quarto.

Não é recomendado seu uso no quarto de dormir, porque provoca um estímulo mental, permitindo fluir muitos pensamentos que poderão perturbar o sono.

O amarelo geralmente produz enjôo nos passageiros quando usado no interior de veículos e aviões.

O Amarelo Simboliza

Amarelo simboliza a cor da luz irradiante em todas as direções.

Para muitos povos antigos, representava o princípio animador da vida; para os chineses simbolizava a nobreza.

Simboliza a criatividade, as idéias, o conhecimento, um artista nato, contentamento, júbilo, alegria, adolescência, juventude e alimentação.

Associa-se também à luz do sol e ao ouro.

"Dicas" Publicitárias

Por ser o amarelo a cor que estimula a psique, o uso desta cor na publicidade desperta a atenção e é invisível a distância. Porém, não é aconselhável o seu uso em superfícies muito extensas, pois sendo uma cor que se propaga muito, aumenta ainda mais a dimensão.

Apesar do impacto inicial, o amarelo não é uma cor que prenda a atenção, permitindo a compenetração e pode produzir a dispersão. Indicada para divulgação de artigos que indicam luz. O amarelo não é considerado uma cor motivadora.

Tonalidade com o Preto

Os matizes de preto no amarelo trazem à tona o aspecto negativo da cor: representam o fim de um período feliz, como por exemplo, quando alguém é basicamente feliz no casamento e está se divorciando.

Não se usa essa cor na decoração, nem na roupa, pois ela vai induzindo as pessoas à tristeza.

As tonalidades escuras do amarelo indicam também: vaidade, egocentrismo, covardia, exageros, pessimismo, astúcia, desonestidade, vingança, sentimento de inferioridade, ciúmes, inveja e abstração.

Tonalidade com o Branco

Essas tonalidades representam o lado positivo da cor amarela. Percepção, bom humor, otimismo, confiança, mente aberta e lógica, amplo interesse e discernimento. Porém, não é uma cor saudável fisicamente, pois associa-se à palidez e à falta de saúde.

Matizes do Amarelo

Amarelo-Claro – Amarelo suavizado com branco. Possui a capacidade de assimilar os fatos com facilidade, mas não de maneira acadêmica. Desperta o desejo de ser feliz, mas com dificuldade de alcançar esse objetivo; causa debilidade à saúde.

Essa cor surge na aura quando a pessoa está passando por uma transição da tristeza para momentos ou períodos alegres e felizes.

Dourado – Vibração elevada, raramente vista por pertencer às altas esferas espirituais. Também podemos usá-la para entrarmos em ressonância com a inteligência superior, ou o "eu superior".

Não é uma cor para ser usada em tratamento físico. Porém, seu uso causa a elevação do paciente, podendo resultar numa melhora acentuada em função da expressão de consciência e elevação espiritual que o indivíduo atinge.

Amarelo-Brilhante – Denota intelectualidade, como no caso das pessoas que têm as respostas "na ponta da língua".

Amarelo-Mostarda – Torna as pessoas muito analíticas e até mesmo vingativas.

VERDE

O verde é a cor média do espectro da luz. Está entre o vermelho e o violeta, sendo portanto a cor do equilíbrio e da harmonia do corpo físico, mental e emocional.

Possui efeito calmante, refrescante e suavizante em todo o organismo, agindo como regenerador e balanceador dos órgãos e sistemas. Normaliza as funções de todas as glândulas, sendo estimulador da pituitária, que é responsável pelo bom funcionamento das demais glândulas.

De natureza tônica, exerce influência no desempenho do coração e no suprimento do sangue.

Reduz a tensão dos vasos sanguíneos, diminui a pressão do sangue e regulariza a pressão arterial.

O verde é um calmante do sistema nervoso, principalmente do simpático. Por agir como sedativo desse sistema, ajuda nos casos de irritação, insônia e esgotamento.

Favorece na formação e construção dos ossos, dos músculos e dos tecidos, sendo, portanto, considerado um produtor ósseo, muscular e dos tecidos das células desses sistemas.

Age como dilatador dos vasos capilares, que são as ramificações finais das artérias e arteríolas. É na parede dos capilares que se efetuam as trocas gasosas e nutritivas entre o sangue e os demais tecidos.

Tem propriedade antisséptica, bactericida, germicida e desinfetante.

O pesquisador Theo Gimbel, constatou que, "a luz verde pode influenciar e, por assim dizer, dissolver as células das criaturas vivas". Pela capacidade que a cor verde tem de alterar a estrutura bioquímica e facilitar a decomposição molecuar, ela é bastante útil no tratamento do câncer, como também é benéfica para o processo digestivo. O verde facilita a digestão por agir na decomposição molecular dos alimentos e não por estimular o aparelho digestivo, como é o caso das cores amarela e laranja. Tanto que quando comemos hortaliças verdes, temos uma digestão mais leve; isso ocorre porque, ao se misturar com os demais alimentos ingeridos, o verde facilita a decomposição, permitindo assim uma boa digestão.

Uma superexposição à cor verde acaba por dissolver as estruturas bioquímicas, na medida em que a cor vai se tornando mais forte

O verde é a cor predominante na natureza, e a razão pela qual isso ocorre prende-se ao fato da grande quantidade de clorofila – pigmentos verdes que se encontram no protoplasma das células dos vegetais. A presença da clorofila é responsável pelas reações ante a incidência da luz, produzindo a assimilação do gás carbônico, cuja cor espectroscópica é vermelha.

A energia luminosa possibilita às plantas a absorção do gás carbônico através da clorofila, processo realizado através da fotossíntese. Esse mecanismo permite aos vegetais utilizarem-se do dióxio de carbono para o seu desenvolvimento e expelirem o oxigênio.

A presença da clorofila no organismo humano é responsável pela sustentação da atividade cardíaca, cuja função é bombear e distribuir o sangue e o oxigênio para todo o organismo. Junto com outros elementos, o sangue leva o oxigênio para todas as células. É importante observar a sua cor: vermelho. Da mesma forma que o verde da clorofila é responsável pela absorção do gás carbônico – que é vermelho – no organismo humano, a presença do verde na região cardíaca, absorve e distribui o sangue, que é da mesma cor.

Encontramos tanto no reino vegetal, como no reino animal, semelhante processo de vida. Assim, como o reino vegetal necessita do gás carbônico, o reino animal necessita do oxigênio. Para que exista o perfeito equilíbrio entre a fauna e a flora no planeta, é necessário que haja a troca entre esses dois elementos.

O que caracteriza o reino vegetal e o reino animal é o princípio energético da vida, que é peculiar a cada um deles. A energia responsável pela vida dos vegetais é a luz. No tocante ao reino animal e humano é a energia vital, proveniente da alma, essa substância espiritual que dá vida ao corpo físico.

O verde é fundamental para o tratamento do estresse. Como cor predominante da natureza, faz-nos sentir um grande bem-estar ao termos contato com ele nos campos. Mas seu uso contínuo pode causar estagnação.

O verde é considerado um tônico sexual e afrodisíaco, mas seu efeito é diferente do vermelho, que provoca um superestímulo seguido de um profundo e quase irresistível desejo do orgasmo. O verde permite que a sexualidade possa fluir de tal forma que essa energia possa trazer efeito benéfico ao organismo, o que pode ser constatado na prática do tantra. A principal característica do efeito do verde na sexualidade é permitir que haja prazer de ambas as partes, mantendo o equilíbrio na relação.

É uma cor que permite o mínimo de atividade, facilitando a fixação no lugar. Tanto permite o movimento, quanto a posição estática. É o perfeito equilíbrio entre a atividade e a passividade. O verde traz e mantém sensivelmente o equilíbrio, não sendo por isso uma cor recomendada para os momentos em que necessitamos de superestímulo ou profundo relaxamento. Tem propriedade de equilibrar e neutralizar.

Sua cor complementar é o magenta. Segundo Ghadiali, "o verde é o pólo norte de um corpo, e o magenta o pólo sul, ambos atuam juntos e não podem ser isolados, como dois pólos de um imã".

O verde é a cor do Chakra Cardíaco, onde são tratadas as doenças do coração, do sangue e do sistema circulatório.

É o raio que governa não apenas o coração físico, como também as emoções. É importante observarmos que as doenças cardíacas originam-se nos níveis emocionais e são causadas por alguma repressão ou inversão dos sentimentos.

Aspectos Psicológicos do Verde

No aspecto psicológico, o verde é a energia da juventude, do crescimento físico, da fertilidade, da esperança e da vida nova. Desperta a necessidade de uma diretriz sólida, promovendo a segurança.

O verde dá uma sensação de renovação, vida nova e proporciona frescor e brilho, algo como um início de primavera.

Permite a serenidade psíquica e equilibra os pensamentos.

Forma um campo neutro que permite fazer as avaliações mentais de circunstâncias, eventos e até julgamentos. Porém, pode manter o indivíduo num estado de indecisão, pois o seu estímulo é psíquico. Isso aumenta o raciocínio amplo, entretanto não possui praticidade suficiente para tomar decisões.

Aspectos Emocionais do Verde

O verde é um grande estabilizador emocional.

Sua força equilibradora exerce importante função no corpo etérico. Age como calmante emocional, amenizando as perturbações dessa origem e ajudando a remover os medos.

Permite uma compreensão maior da vida e do mundo.

É a cor que estabelece o elo de ligação do "espírito" com o mundo físico.

Alimentos de Cor Verde

Hortaliças verdes e frutas de casca ou pele verde.

Formas de Tratamento

O verde, assim como o azul, possui características regeneradoras e restauradoras, podendo ser usado em tratamentos, onde não poderá ser empregado o azul.

Devido ao efeito equilibrante da cor verde, ela poderá ser usada em muitos tratamentos acompanhada de outras cores.

Se você estiver fazendo um tratamento com as cores quentes e estimulantes – como vermelho, laranja e amarelo – o uso do verde não interfere no seu efeito, pois como um raio equilibrador, às vezes é importante para que não haja um superestímulo.

Da mesma forma, quando estiver usando as cores frias e calmantes – como o índigo e o violeta – o verde, como uma cor que não é nem quente e nem fria, poderá acompanhar o tratamento. Afinal, o restabelecimento do equilíbrio orgânico, psíquico e emocional é o objetivo maior do uso da cromoterapia.

Contra-Indicações do Uso do Verde

Não se considerando como contra-indicação, mas apenas ponderando sobre o uso da cor verde por ser uma cor que restabelece e mantém o equilíbrio, existem circunstâncias especiais em que se requer um acentuado estímulo ou profundo relaxamento. Essas condições são proporcionadas pelo vermelho e azul; já o verde tende a manter o estado de equilíbrio, não favorecendo portanto estas condições específicas e às vezes necessárias. É por isso que o verde é considerado uma cor neutra, estagnada e até mesmo estática. O verde alivia as tensões, porém seu uso em excesso não é recomendado. Também nos casos de esgotamento, se usado em demasia, pode causar fadiga.

Roupa Verde

O uso de roupa nas tonalidades de verde é recomendado porque permite a condição interna de um julgamento claro, dando toda a estrutura e suporte de equilíbrio para esse julgamento. Porém, não tem o impulso necessário para uma decisão efetiva, pois apesar de criar uma atmosfera propícia para uma ampla análise da situação, não é uma cor que induza a uma definição por um curso de ação.

Roupas nas tonalidades verdes são recomendadas para pessoas hiperativas, pois permite que este estado se mantenha por mais tempo, sem causar estresse.

Por ser uma cor que atrai bens materiais e oportunidades é indicada para ser usada quando se procura empregos. É a cor do dinheiro, do sucesso e da prosperidade. Por isso, seu uso torna-se útil nas realizações de negócios.

O Verde na Decoração

O verde na decoração mantém a proporção exata do ambiente. Torna o espaço estático, letárgico, insípido, vazio e neutro. Não promove vitalidade nem ajuda no relaxamento.

Seu uso é ideal em quintais e paredes externas nas cidades, sala de cirurgia e ambientes leves. Ideal para pessoas de mente madura.

Não é recomendado na maioria das áreas de estar, sala de estudo e dormitórios. Em escritórios ou qualquer área de trabalho, o verde não permite o dinamismo necessário para a maioria dos segmentos empresariais.

Trata-se de uma cor de passagem e não de permanência.

A iluminação verde tende a causar perda de memória.

O Verde Simboliza

Vida nova, energia, fertilidade e crescimento. O termo verde significa jovem e inexperiente.

"Dicas" Publicitárias

O verde não é uma cor que chame tanto a atenção, nem atraia rapidamente o olhar, como é o caso do vermelho, do amarelo e do laranja. Porém, é uma cor que facilita a concentração quando, por exemplo, da leitura de um texto, sendo ideal por não ser cansativo e nem saturar. Facilita a leitura, mantendo uma sensação agradável e equilibrante, possibilitando uma boa capacidade de julgamento sobre o tema ou produto apresentado, porém possui pouca força de sugestão.

O verde é ideal para apresentar qualquer produto associado à natureza, tais como produtos naturais e fitoterápicos, pois essa cor transmite a sensação de pureza do conteúdo. Em empreendimentos campestres ou quaisquer locais de lazer destinados a pessoas das grandes cidades, o uso da cor verde junto com o azul dará uma sensação de calma, tranqüilidade e repouso.

Tonalidade com o Preto

Nestes matizes, encontramos o lado negativo da cor verde, que se torna um sentimento perpétuo da injustiça, mágoa arraigada. Produz atitude de rígida fixação, inveja, ciúmes e superstição.

O verde escuro tem sido descrito como a imagem morta da vida, com tendência para ficar impaciente e perder a capacidade de ouvir.

Tonalidade com o Branco

No verde com matiz do branco, temos o lado positivo da cor, que representa sucesso e prosperidade.

É a cor ideal para realização de bons negócios, atraindo as oportunidades para o indivíduo.

O verde-claro pode ser considerado como vida, "verde é vida", é a cor da vida na terra e da consciência humana.

Quando o verde for muito claro, quase um branco esverdeado, isso indica fraqueza. Este tom na aura representa timidez e comportamento de quem precisa ser conduzido pelos outros, ou alguém que esteja voltando a um bom caminho que estava trilhando no passado.

Matiz do Verde

Verde-Limão – É uma tonalidade do verde muito usada na cromoterapia. É a mistura do amarelo-claro com o verde-claro. O amarelo e o verde são purificadores, a cor limão possui as qualidades dos dois.

É importante seu uso para facilitar o organismo a expelir as células mortas e os resíduos mórbidos. São esses resíduos, por exemplo, que compõem o catarro e para o catarro ser expelido exige-se um estimulante motor, propriedade esta que está contida na cor limão, que estimula também o sistema nervoso central.

Possui efeito rejuvenescedor de todo organismo e elimina as toxinas. Possui ainda efeito laxante e estimulante cerebral, sendo muito útil nos casos de imbecilidade.

É importante observarmos que o fósforo e o enxofre estimulam o cérebro e ambos se encontram na cor limão.

O fósforo está presente nos ossos, sendo sua vibração de cor limão. Isso faz com que esta cor desempenhe importante ajuda no crescimento, como também é o maior fortificante ósseo entre todas as cores.

É um excelente complemento no tratamento do câncer.

O uso da cor limão é imprescindível em quaisquer condições crônicas, pois tem efeito antiácido sobre o corpo.

O ouro e a prata são variantes polares do YIN e do YANG, e proporcionam uma vibração de cor limão.

O limão é ativador do timo, exercendo assim o controle do crescimento.

AZUL

O azul é considerado a cor de maior propriedade terapêutica. De todas as cores, esta é a que possui maior efeito curativo.

Relaxa o corpo todo e regula o desenvolvimento harmonioso dos tecidos e da estrutura orgânica, sendo considerado um grande regenerador celular.

A cor azul produz efeito calmante, refrescante, adstringente, absorvente e analgésico em todos os órgãos e sistemas do corpo humano.

Possui intensa ação purificadora que limpa as impurezas do organismo. Tem efeito antisséptico, bactericida e estabilizador.

É uma cor fria, elétrica e tem força de contração, por isso contrai as artérias, veias e vasos capilares, acalmando a psique. Atua principalmente no sistema nervoso parassimpático e neurovegetativo, reduzindo o excitamento nervoso.

O azul diminui a pulsação cardíaca, sendo por isso recomendado nos casos de taquicardia. Age de forma positiva sobre o sangue, construindo a vitalidade e promovendo o crescimento. Seu uso é excelente para as doenças inflamatórias e infecciosas, principalmente quando acompanhadas de febre.

Faz a corrente sanguínea voltar ao normal quando o sangue se torna excessivamente ativo e inflamado, por sua atuação nesse sistema possui grande efeito tônico.

É a cor relacionada com a audição, sendo portanto utilizada para qualquer tratamento do aparelho auditivo.

Sua ação é benéfica para a glândula tireóide e para o sistema nervoso.

O azul é a cor da glândula pineal e das demais glândulas adrenais, exercendo importante controle nas glândulas endócrinas e sendo, portanto, responsável pelo aumento do metabolismo de assimilação.

É propriedade do azul amolecer os tecidos orgânicos, facilitando a dissolução das estruturas, o que também faz desta cor um anticancerígeno eficaz.

Por ser uma cor refrescante e suavizante, é especialmente recomendada quando se tolerou calor e pressão.

Os raios ácidos são cores e substâncias químicas onde predominam as forças elétricas do azul, índigo, violeta e ultravioleta.

As cores azul, índigo e violeta são consideradas cores escuras. Os raios escuros não têm a mesma força de penetração dos claros, por isso faz-se necessário sua aplicação por mais tempo que os raios considerados claros, como o vermelho, o laranja e o amarelo.

O azul é considerado a cor mais popular do arco-íris.

É uma cor que permite a compreensão exata das coisas, proporcionando uma atmosfera de verdade absoluta.

As crianças que têm preferência pelos tons de azul e violeta são extremamente sensíveis e necessitam de muita compreensão. Para elas, é importante introduzir no ambiente as cores rosa e pêssego, que as ajudarão a sentirem-se mais seguras.

O autor Reuben Amber explica que "em todos os tipos de febre predominam no corpo o hidrogênio e o carbono, elementos químicos que figuram na faixa quente do espectro; a cor espectroscópica do hidrogênio é o vermelho, e do carbono, o amarelo. Para reduzir a febre é preciso queimar o excesso de hidrogênio e de carbono, processo esse que exige oxigênio, cuja cor espectroscópica é o azul. O azul-claro atenua a febre e as condições inflamatórias. A energia azul do oxigênio tem a característica de contrair ou neutralizar os raios excedentes de carbono e hidrogênio (amarelo e vermelho) dentro do corpo. A extração nesse caso é o princípio de afinidade. Existem afinidades entre as energias de certas cores com atributos opostos, assim como há afinidades entre certos elementos compostos, resultantes da combinação das anteriores. Afinidade em química significa atração; na cromoterapia, as ondas de afinidades têm atributos ou qualidades opostas (complementares). Daí porque se buscam mutuamente para combinarem-se ou neutralizarem-se".

Luscher, conhecido por sua obra "O teste das cores", após inúmeras experiências, chegou à conclusão de que "O azul indica calma total: um doente que sinta necessidade de recuperar-se escolhe essa cor; em contra partida, o indivíduo também se torna mais sensível e tende a magoar-se. O azul possui requisito prévio para a empatia, para a experiência estética e para a consciência meditativa; simbolicamente corresponde ao temperamento calmo; sua percepção sensorial é a doçura, seu conteúdo emocional é a ternura; fisiologicamente é a tranqüilidade, seu órgão é a pele. E chega à conclusão de que o eczema e a acne muitas vezes podem estar associados a relações perturbadas que envolvem ternura, amor ou afeto íntimo"

Segundo os clarividentes da Índia, o azul é a cor do sistema circulatório

O azul controla o Chakra Laríngeo, que é freqüentemente designado como o centro do poder e o maior centro criativo do corpo humano, porque é responsável pela auto-expressão através da palavra.

Aspectos Psicológicos do Azul

Psicologicamente, o azul traz quietude e paz à mente, colocando o corpo mental em repouso e permitindo contato com muitos níveis de percepção. Remove as idéias obsessivas e padrões comportamentais, reduzindo as tensões.

O efeito relaxante do azul é particularmente recomendado quando ocorre a superexcitação, útil para as pessoas que habitualmente raiam à histeria. É a cor das faculdades mentais mais elevadas.

O azul é associado ao gosto doce, idéia de amizade, amor, felicidade, higiene e harmonia, podendo causar excesso de inibição.

É recomendado nos casos de psicose maníaco-depressiva, na fase maníaca, pois na fase depressiva usa-se o vermelho.

Aspectos Emocionais do Azul

O azul é a primeira cor das camadas mais sutis do espectro da luz, seguida pelo índigo, violeta e magenta. Seu efeito já não é tão somente físico, atinge o emocional e permite a ligação com o eu superior. É a cor que representa a espiritualidade, tanto que os povos antigos afirmam que esta cor tem capacidade de aliviar a dor porque eleva o ser, fazendo com que ele não perceba a dor física. Na verdade, encontramos paz e serenidade no azul, porque esta cor toca profundamente o ser, desprendendo-o do mundo físico com sua realidade restrita. Proporciona a expansão da consciência, amenizando assim suas dificuldades e problemas, pois já não conta somente com seu mundo psíquico, mas sim com a energia do cosmo agindo a seu favor.

Quem gosta da cor azul, gosta da beleza em todas as suas modalidades e formas. Dizer que alguém tem sangue azul é referir-se ao que há de melhor e mais elevado da humanidade.

Para alguém ser instrumento de cura, é necessário ter na aura a cor azul, que é o raio de maior propriedade terapêutica. Também em todas as faculdades mediúnicas, essa cor é essencial na aura de um paranormal.

Estarmos envolvidos com o azul nos dá um sentimento de proteção e perfeição; é a cor da verdade, da devoção, da calma e da sinceridade, cor da intuição e das faculdades mentais superiores.

É uma cor mais próxima da alma, facilita a medição, a expansão espiritual e a instituição. Estudiosos, filósofos e inventores tendem a ter essa cor em sua aura.

Recomendada para qualquer tipo de choque.

Nas situações emotivas, o azul é mais calmante do que o verde.

É a cor que tende a guiar as pessoas para coisas novas e novos horizontes; é a eterna ligação para a paz, expansão e relaxamento. Reguladora de afetos e emoções, facilita a adaptação social, causando a hipersensibilidade em relação a si próprio e aos outros.

Alimentos de Cor Azul

Os alimentos de cor azul são as frutas e legumes de casca ou pele azul. Como também: ameixa, amora, uva, uvas passas, peixe, aspargo, batatas, etc.

Formas de Tratamento

O azul ajuda na miopia física e psicológica, porque arrasta o ego para fora, fazendo o introvertido sair da concha e ficar em harmonia com o ambiente.

Essa cor reduz a excitação excessiva nos casos de choque, como também é capaz de parar qualquer purgação.

Por ser o azul capaz de aliviar as dores, bem como auxiliar na restauração dos tecidos, é uma cor que acompanha a maioria dos tratamentos.

Nos casos de hemorragia, a cor azul permite uma coagulação mais rápida, evitando a perda exagerada de sangue. Quando a hemorragia for interna, substituir o azul pelo índigo, pois a coagulação pode causar graves complicações ao nível interno e o índigo contém quantidade ideal de vermelho para que não se formem coágulos na corrente sanguínea.

Contra-Indicações do Uso do Azul

O azul é contra-indicado nos casos de: contrações musculares, gota, paralisia, resfriados (exceto em caso de febre, age como redutor da febre), reumatismo crônico e tremores de frio.

Roupa Azul

O uso de roupas azuis proporciona um bom apoio para as pessoas que são facilmente envolvidas; aparência jovem e arrojada, não dominante, calmante das tensões nervosas.

As roupas azuis são indicadas para se usar nas ocasiões sociais, combinam facilmente e não depreciam a personalidade de quem está usando.

No caso do azul escuro, requer-se cautela e bastante discrição no uso.

Convém combinar as roupas azuis com outras cores, para não corrermos o risco de nos sentirmos cansados e deprimidos.

O Azul na Decoração

O uso do azul na decoração torna o espaço livre e arejado, mas ainda tem um efeito restritivo.

Móveis azuis, se não forem contrastadas com outras cores, deixam-nos cansados e até deprimidos.

As cores vermelha, laranja e amarela são cores que avançam e fazem, por exemplo, uma sala parecer menor; enquanto o azul, o índigo e o violeta são cores que recuam e fazem uma sala parecer maior; entretanto, o verde mantém a mesma proporção do ambiente.

É recomendado para os ambientes onde se queira proporcionar uma atmosfera de tranqüilidade e relaxamento; reduz edificações altas.

Seu uso não é indicado para ambientes de atividade e salões de jogos.

O Azul Simboliza

Devoção, fé, aspiração, sinceridade, lealdade, confiança e tranqüilidade. "True blue" em inglês, significa leal.

O azul simboliza também sentimento triste, repouso, frescor, espaço, elegância, céu, paz e meditação.

"Dicas" Publicitárias

O azul é considerado uma cor básica na publicidade porque possui grande poder de atração.

É uma cor que neutraliza as inquietações do ser humano, acalmando o sistema orgânico. Como cor fria, é importante nos anúncios que caracterizam artigos frios ou refrescantes.

O azul é uma cor que envolve as pessoas, dando a sensação de aconchego e facilitando a compenetração com profundidade em temas, fazendo dela uma cor sugestiva.

O azul tem a propriedade de reduzir edificações, sendo útil quando se deseja reduzir grandes superfícies de divulgação. Se empregado nos espaços altos por ser a cor do céu, permite que as outras cores se sobressaiam, dando destaque ao conteúdo anunciado.

Tonalidade com o Preto

No azul com matiz de preto, temos o lado negativo da cor, que representa ambição pessoal, descrença, mentiras, infidelidade, estupidez, desregramento, desespero, procrastinação, apatia, falta de confiança, insatisfação com a ação dos outros, depressão, dispersão, superstição, hipocrisia, esnobismo, pretensão, instabilidade emocional, arredio e distante.

Tonalidade com o Branco

O azul com matiz do branco proporciona uma sensação de beleza, generosidade, benevolência, cortesia, otimismo, visão ampla, compreensão religiosa, devoção, ajuda desinteressada, confiança, lealdade, integridade, serenidade, diplomacia, inspiração, etc.

A expressão americana "feel blue" (sentir-se azul), significa estar feliz e em paz.

Representa uma pessoa de fácil convívio, que tem o objetivo de alcançar um nível elevado de pensamento, sem nenhuma pressa.

Matizes do Azul

Azul-Marinho – É a cor que mostra um bom senso e comando sobre determinada situação.

Porém, os tons mais escuros possuem características de uma pessoa convencida da própria superioridade, que acredita que sabe tudo. Como também pode caracterizar pessoas emocionalmente instáveis.

Turquesa – A cor turquesa combina a ação purificadora do verde e o efeito calmante do azul.

Indicada nos tratamentos febris; recorre-se a essa cor quando a temperatura volta ao normal.

Tendo efeito oposto ao do limão, que é antiácido, o turquesa é uma cor ácida e possui efeito tônico, muito usada para restauração da pele. Nos casos de queimadura, usa-se após aliviar as chagas, pois apressa a formação da pele; um calmante cerebral nos casos de superatividade mental.

O turquesa representa a calma e a tranqüilidade.

ÍNDIGO

O índigo resulta da mistura do azul com uma pequena quantidade de vermelho. A combinação que surge é um azul muito escuro, chamado de azul da meia-noite. Embora pareça, essa cor não tem nada de preto.

Possui efeito dissipador, relaxante das tensões e ao mesmo tempo se encarrega de energizar o corpo físico.

É elétrico, frio a adstringente.

Deprime o sistema nervoso, linfático a cardíaco.

Ajuda a reduzir ou parar a hemorragia e tem efeito coagulante.

Estimula a paratireóide e deprime a tireóide.

Tonifica os músculos. Reduz o ritmo respiratório.

É fortificante dos fagócitos (células destruidoras de microorganismos).

Assim como o amarelo, o índigo é um grande purificador sanguíneo. Proporciona um efeito tônico, característico do azul, como também uma certa vitalidade, característica do vermelho.

O índigo é mais anestésico do que o azul. Induz à anestesia local e às vezes total, podendo até provocar total insensibilidade à dor. Não é um tipo de hipnose, pois a pessoa conserva todas as faculdades mentais e físicas, sem causar qualquer conseqüência posterior. A irradiação do índigo está presente em grande parte no processo de renascimento e formação das células.

A fixação óptica dessa cor é uma forma eficaz de tratamento para qualquer tipo de dor. A pessoa torna-se insensível à dor. É uma maneira de se obter anestesia sem perda de consciência. Parece que o índigo eleva a consciência do paciente a tal nível de vibração que ele se torna insensível à dor física.

O índigo promove a mais profunda visão e sentimento da verdadeira realidade da vida, elevando a consciência, a compreensão e o entendimento dos processos que envolvem a vida humana.

Exerce poderosa influência na visão, audição e olfato, não somente no plano físico, como também no emocional.

Visto que o índigo contém a capacidade de ampliar a nossa compreensão, essa cor é eficaz no tratamento das doenças que afetam os órgãos da percepção: olhos, ouvidos e nariz. Qualquer doença nesses órgãos, como também as doenças respiratórias são relacionadas à recusa ou maneira conflitante com que percebemos a vida e as pessoas a nossa volta.

A cor índigo também pode ser empregada no tratamento de complicações pulmonares e problemas estomacais.

A púrpura visual ou rodopsina é necessária à visão para distinguir as formas e objetos. Acredita-se que sua cor seja o índigo.

É uma cor reconfortante, recomendada para quem sofre de claustrofobia e para quem tem complexo de inferioridade.

Essa cor é necessária à maioria dos seres humanos, pois cria dentro de nós uma sensação de calma, acaba com a pressa, com a agitação interior e da vida.

O índigo tem se revelado muito significativo no sentido de permitir ao indivíduo que seja uma expressão plena, com todas as faculdades de sua própria natureza.

É o raio do conhecimento puro, facilita a compreensão. Quando nos sintonizamos com essa cor, passamos a conhecer as causas que estão por trás de todas as questões da vida.

Representa o poder com praticidade, faz o intercâmbio entre os conhecimentos mais elevados e a vida terrena. As pessoas que se mantém no padrão vibratório do índigo são de falar pouco, mas quando o fazem são muito expressivas. Esse raio faz as pessoas atingirem o mestrado da ciência metafísica. Tornam-se sábias em vez de crentes, pois as respostas lhes são reveladas. Na verdade, o índigo é a cor que nos faz ansiar pela verdade e pela elucidação do conhecimento.

O índigo é a cor do poder, combinado com o conhecimento, a compreensão, a responsabilidade e a organização.

Os clarividentes da Índia viam a pele e os rins de cor índigo.

O índigo controla o Chakra Frontal, considerado como Chakra espiritual ou terceira visão.

Aspectos Psicológicos do Índigo

Psicologicamente, a cor índigo ajuda a expandir a mente, liberando-a dos medos e inibições, efeito semelhante ao da cor laranja. Porém, elas diferem quanto à forma pela qual isso ocorre; com o laranja, obtém-se a expansão mental e a desobstrução de barreiras, limites, inibições, conceitos e medos; enquanto o índigo eleva a mente aos estágios mais avançados, podendo ser denominado "mente superior", onde estas questões psíquicas não fazem parte desse universo interior muito mais amplo e rico que o mundo consciente em que vivemos.

É a cor que controla as correntes psíquicas dos corpos sutis.

Seu efeito no campo psicológico não está relacionado com a mente consciente; é a cor que faz a interação do ser com a mente cósmica, ampliando sua capacidade, aumentando a lucidez, a consciência e fazendo com que os limites psíquicos e até mesmo as dores físicas sejam superadas com grande facilidade.

Relaxante e liberador, limpa e clareia as correntes psíquicas do corpo físico. Possui poderoso efeito nas complicações mentais graves, como obsessão e outras formas de psicose. Purifica e estabiliza qualquer parte do corpo afetada por moléstias mentais provocadas pelos temores e repressões.

Aspectos Emocionais do Índigo

A cor índigo combina a devoção do azul com o pensamento lógico do estabilizante vermelho. É, portanto, um raio que contém grande poder, com uma aptidão prática. É um raio sob o qual grandes reformas interiores podem ocorrer em todos os níveis do ser.

O índigo tem o poderoso efeito de remover as obsessões de qualquer espécie.

A vibração estabilizadora e imutante do raio índigo age nas emoções dissipando o medo, anulando os pavores e frustrações emocionais e sendo, portanto, útil no tratamento de quaisquer doenças oriundas dessas emoções.

Alimentos de Cor Índigo

São basicamente os mesmos da cor azul, frutas e legumes de casca ou pele azul. Como também: ameixa, amora, uva, uva passa, peixe, aspargo, batata, etc.

Formas de Tratamento

Além da aplicação da luz índigo no local dolorido, recomenda-se ficar olhando para a luz, pois assim se obtém o alívio da dor mais rapidamente. A fixação óptica da cor índigo é uma maneira eficaz de tratamento e deve ser feita durante o tempo necessário para tornar-se insensível à dor, sem no entanto perder a consciência.

Os problemas de ouvido devem ser tratados da seguinte forma:

Inflamação – Primeiramente usar o verde, violeta e azul, depois aplicar o índigo.

Surdez – Usar alternadamente o laranja e o índigo.

Contra-Indicações do Uso do Índigo

O uso da cor índigo não possui nenhuma contra-indicação acentuada, porém convém lembrar que o índigo é uma cor fria, sendo assim, não é indicada para os tratamentos de doenças causadas pelo frio.

Roupa Índigo

O uso de roupa de cor índigo deixa a pessoa tranqüila, serena, estabelecida e mantém o controle. É relaxante para quem usa e permite a aproximação dos outros. As pessoas alegres recebem calma; é uma cor que transmite paz.

O Índigo na Decoração

Quando estamos num ambiente cujas paredes são da cor índigo, uma sensação de alívio advém; uma pessoa excitada acalma-se e a respiração se torna mais lenta. Pode-se classificar o ambiente como frio, embora não o seja de fato. Objetos de cor índigo parecem maiores do que realmente são. Ao entrarmos num recinto cuja iluminação for índigo, podemos notar um impacto dessa cor, mas logo nos acostumamos com ela e perdemos a sensação física de iluminação colorida.

A predominância dessa cor num ambiente causa uma sensação de libertação e de refúgio num abrigo.

Proporciona uma sensação de espaço: quanto mais intensa a cor, maior será a sensação.

Pode ser empregada para auxiliar em todos os casos em que as tensões e restrições do meio produzem um estado de má saúde.

É recomendada para ambientes muito tensos, sala de tratamentos, dormitórios, escritórios, etc.

O índigo não é recomendado em sala de jantar e lazer.

É importante observarmos que o índigo pode ser associado ao céu da meia-noite, podendo causar sono e desconforto, como também fazer emergir alguns medos que são comuns à noite.

O Índigo Simboliza

Idealismo, sinceridade, dignidade, graça, solenidade, noite, etc.

"Dicas" Publicitárias

O índigo, por ser um tom mais forte do azul, mantém seu poder de atração, permitindo uma compenetração com mais profundidade. Não deve ser usada em textos muito longos, podendo causar uma desmotivação pela continuidade do texto.

Tonalidade com o Preto

O índigo com matizes de preto contém os aspectos negativos da cor, que podem levar ao autoritarismo, ditadura, falta de compreensão, separativismo, isolamento e desintegração, usurpando a unidade de integração. Provoca ilusões obsessivas que podem envenenar a mente, dispersão, negativismo, medos, etc.

Tonalidade com o Branco

O índigo com matiz de branco contém o lado positivo da cor, que representa lealdade, integridade, fé, confiança, destemor, intuição elevada, senso de unidade, devoção ao dever, mente ordenada, idealismo prático e grande atividade em seu meio.

VIOLETA

A cor violeta é a combinação do azul com o vermelho. Por um lado, temos a proteção, a capacidade de envolvimento e o relaxamento do azul; por outro, temos o estímulo, a iniciação e a atividade inerentes ao vermelho. Com a junção dessas duas cores, obtém-se uma concentração voltada para um fim específico, capacidade ideal para orações e meditações pois equilibra a consciência. É a cor da dignidade e da divindade, mas também mantém a estabilidade. Eleva a auto-avaliação e a auto-estima da pessoa que perdeu o senso da beleza humana, além de devolver ritmo ao sistema orgânico.

A cor violeta alimenta o sangue e a parte superior do cérebro; é um purificador sanguíneo e promove a produção e o fortalecimento dos leucócitos (glóbulos brancos); estimula o baço e é importante para o desenvolvimento dos ossos; provoca a transmutação do desejo e controla a fome excessiva.

Depressiona o sistema linfático, cardíaco e os nervos motores.

Produz um efeito positivo na estrutura molecular do organismo.

Enquanto a cor amarela desenvolve importante função de estimular os nervos motores, o violeta é a cor que alimenta todo o sistema nervoso. Atua como calmante e tranqüilizante, sendo recomendado quando houver cansaço e desgaste dos nervos.

O violeta detém o crescimento de tumores, porque mantém o equilíbrio do potássio e do sódio no corpo; tumores não progridem num meio onde existe potássio.

O uso da cor violeta é eficaz nas pessoas nervosas e excitadas, nestas o efeito da cor é rápido e visível.

Quando existir um estado de excitação nervosa ou vascular no organismo, o violeta proporciona harmonia e saúde, sendo importante nos tratamentos de neurose, irritações nervosas, doenças inflamatórias, etc.

Para as pessoas muito sensíveis como os artistas, músicos, etc., que apresentem algum desajuste na personalidade, o raio violeta pode restaurar a paz e a calma. É importante salientar que a maioria dos grandes músicos, poetas, etc. buscam inspiração para compor seus trabalhos em algo maior do que eles próprios; a cor violeta é a mais recomendada para estabelecer o intercâmbio.

O amarelo é a cor complementar do violeta; ambas precisam estar juntas nas pessoas, tal como o poder e a sabedoria.

O violeta é considerado uma cor de cura; o conde Saint Germain curava usando raios violeta.

Transforma as vibrações mais baixas nas mais elevadas. É a cor da limpeza astral, purifica as energias negativas ao redor ou dentro de nós.

É a mais ativa vibração de todos os raios cósmicos de energia. É uma poderosa vibração sutil, que atua sobre o mais levado corpo do homem.

O violeta é relacionado com a glândula pineal, que é o centro de compreensão espiritual e intuitiva.

A cor violeta é harmonizadora, vivificante e permite um perfeito sincronismo dos ritmos corporais.

Tanto o violeta quanto o púrpura, que é um matiz muito próximo dele, são freqüentemente chamados de "raio do poder". O termo "a púrpura real" explica a associação dessas cores com a realeza. Assim como o rei é o regente todo poderoso do seu reino, o violeta – que ocupa o centro do trono e da coroa – é associado à mente superior, sendo considerado como a cor regente do corpo físico, mantendo a ordem e o bom funcionamento dos mecanismos orgânicos.

O traço predominante do raio violeta é o serviço e a abnegação; sua vibração é tão elevada que pode até nos impelir ao sacrifício próprio por um ideal, independente das conseqüências que isso traria ao corpo físico.

O violeta proporciona alimento às células do cérebro superior, que amplia os horizontes de nosso entendimento divino.

Segundo os clarividentes da Índia, a cor do sistema glandular é violeta e os centros cerebrais superiores variam entre o violeta e o amarelo.

Aspectos Psicológicos do Violeta

A cor violeta proporciona equilíbrio da mente, reverência, silêncio e paz interior. Realça a individualidade.

Purifica e limpa as impurezas no nível mental do ser.

Tem um maravilhoso efeito curativo sobre todos os tipos de neurose ou quaisquer manifestações neuróticas.

Excelente para acalmar ou superar os extremos da insanidade mental violenta. Controla a irritação das pessoas sãs.

Pode ser empregado no tratamento de todas as doenças mentais e nervosas. É considerado um raio purificador das idéias.

Equilibra o estado mental maníaco-depressivo, como também estabiliza a expressão.

Aspectos Emocionais do Violeta

O violeta é uma cor inspiradora e espiritual.

Leonardo da Vinci dizia: "O poder da meditação pode ser dez vezes maior sob efeito da luz violeta, que incide através do vidro colorido da janela de uma igreja tranqüila".

Wagner compunha músicas da mais alta qualidade espiritual, rodeado de cortinas violetas.

Na filosofia oriental, o violeta é quem governa o centro da cabeça, sendo chamado por eles de "lotus de mil pétalas".

O violeta purifica e limpa as impurezas de nossas emoções, tais como ciúme, angústia, sentimento de ódio, medo sem causa, etc.

Seu uso é recomendado no desenvolvimento das faculdades espirituais e intuitivas. Antes de iniciar qualquer exercício de concentração ou meditação, é importante olharmos essa cor para facilitar a visualização. Pode-se colocar na frente das pessoas um pedaço de tecido ou papel na cor violeta.

É uma cor dos ideais elevados, sensibilidade, inspiração e intuição.

Aumenta a dignidade e o respeito próprio. Estimulante das faculdades psíquicas e espirituais.

Alimentos de Cor Violeta

Os alimentos de cor violeta são: berinjela, brócolis roxo, beterraba, uva roxa e amora preta.

Formas de Tratamento

A cor violeta estimula a produção e a função dos glóbulos brancos, sendo por isso indicada para todos os casos infecciosos do organismo.

Contra-Indicações do Uso do Violeta

O violeta é contra-indicado para as pessoas que estiverem deprimidas.

Não é recomendado o uso do violeta quando a mente é retardada ou subdesenvolvida. Por se tratar de uma vibração elevada, não deve ser usada em pessoas que não possuem um bom desenvolvimento ou que não usam sua energia criativa, pois estas pessoas se sentirão muito frustradas.

Roupa Violeta

As roupas violeta proporcionam envolvimento de paz e amor, sem ansiedade; aumentam a sexualidade; estimulam o interesse, sem preocupação, autoridade, ou exigência; bom para o equilíbrio, concentração e prece.

Porém, não devemos usar roupa violeta quando estamos deprimidos, pois nesse caso o violeta aumenta a depressão.

O Violeta na Decoração

O uso da cor violeta na decoração exerce efeito equilibrador.

A permanência das pessoas num ambiente decorado com essa cor proporciona um equilíbrio, como se usássemos o verde, embora num nível completamente diferente.

O violeta aumenta o espaço, dando a sensação de proteção.

Seu uso é recomendado em ambientes que requerem dignidade, tais como saguões de hospitais, locais de culto e dedicação, áreas festivas cujo interior seja grandioso e suntuoso.

A visualização da cor violeta na decoração ou iluminação proporciona paz e tranqüilidade, é a cor da bênção e da lembrança de um potencial mais elevado.

Não é recomendado o uso dessa cor em hospitais e salas de tratamento.

O Violeta Simboliza

A cor violeta simboliza dignidade, devoção, piedade, sinceridade, festividade, espiritualidade, nobreza, esplendor, etc.

"Dicas" Publicitárias

Por ser uma cor imponente e elevada, associada à realeza, transmite uma sensação de luxúria, porém com pouca alegria. Isso faz com que essa cor seja pouco usada na publicidade.

Tonalidade com o Preto

A cor violeta com matiz de preto representa seu aspecto negativo, que acarreta esnobismo, superestima de si próprio, arrogância, fanatismo, perversidade, ostentação de força, desconsideração e traição.

O violeta é um raio que transmite muito poder em qualquer esfera; portanto, os tons escuros seriam o poder mal empregado.

O lado negro do violeta é associado à morte.

Tonalidade com o Branco

O violeta com matiz do branco representa o lado positivo da cor, que é associado à vida eterna, reverência pela vida, destaque no trabalho, liderança inspirada, simpatia, justiça, humanismo, abnegação, idealismo puro, transformação dos desejos e grandes poderes mentais.

Matizes do Violeta

A *cor roxa* é uma vibração próxima à do violeta, porém tem algumas características próprias, tais como: estimular as atividades das veias e provocar a expansão dos vasos sanguíneos, baixando a pressão sanguínea; diminui a atividade funcional dos rins.

O roxo é recomendado para o tratamento de malária.

Ultravioleta

É um raio que está fora do espectro visível da luz. Seu padrão vibracional não está no mesmo padrão da matéria; sendo assim, exerce influência sobre ela. Porém, essa influência desencadeia reações que podem ser nocivas ao corpo físico, principalmente quando usada em excesso, uma vez que não se trata de uma das cores que compõem o padrão vibracional de nenhum dos órgãos do corpo físico. Seria um tratamento cujo elemento usado é estranho ao organismo. Por isso, recomenda-se muita cautela no uso, pois não há uma cor complementar para neutralizar o excesso, como é o caso das outras cores. Além disso, pode desencadear reações nocivas ao organismo.

Por essa cor não fazer parte do espectro visível da luz, como também não estar presente na formação das células do corpo humano, o organismo não tem facilidade de assimilar, digerir e eliminar o excesso. Como foi dito, é uma vibração estranha ao organismo, por isso recomenda-se muita cautela no seu uso, principalmente no que diz respeito ao tempo de aplicação, que deve ser mínimo.

A radiação do ultravioleta é indicada para tratamento de bócio e raquitismo, porque exerce poderosa influência no metabolismo de cálcio e fósforo, como também fixa o ferro e o iodo no organismo.

Normaliza o metabolismo e a atividade circular.

Estimula a atuação do sistema nervoso simpático e auxilia a redução da dor.

É favorável ao bom funcionamento do coração e dos pulmões.

Seu uso é recomendado (em pequenas medidas) para as pessoas que não podem expor-se aos raios solares naturais (tomar sol).

O raio ultravioleta não é elétrico. Tem um alto grau térmico que ultrapassa a sensibilidade dos sentidos externos, transmitindo uma débil ou nenhuma impressão de calor.

Se você for usar o ultravioleta em algum tratamento, seja breve na aplicação, pois isso evita a possibilidade de contra-efeito, que é irreversível, o que não acontece com o uso das outras cores. Uma boa sugestão para não correr o risco de uma superexposição é substituir essa cor pelo violeta.

Afinal, as lâmpadas ultravioletas artificiais emitem certas radiações que normalmente, no caso do sol, são filtradas pela atmosfera terrestre.

As cores Magenta, Púrpura, Escarlate e Marrom, não são visíveis no arco-íris, porém são vibrações intermediárias entre uma e outra cor.

São raios que estão na mesma escala vibracional da matéria e fazem parte da composição orgânica do corpo humano.

MAGENTA

É a combinação do vermelho e violeta; sua cor complementar é o verde.

Possui efeito energizante; é estimulante das adrenais de todas as glândulas endócrinas e do sistema reprodutivo e aumenta a atividade funcional do coração.

Tem efeito diurético, aumentando e estimulando a secreção urinária. Atua como estabilizador emocional.

Seu uso é recomendado para tratamento dos corpos etérico e áurico. É uma cor que contém grande possibilidade de cura, não pela sua atuação no físico (propriedade do azul), mas sim pela elevação do ser, podendo causar a transmutação das vibrações nocivas que estão somatizadas como doenças no corpo físico.

O magenta é considerado a cor da realização.

Trata-se de uma cor espiritual e possui efeito harmonizador nesse campo.

Quando as situações do dia-a-dia nos deixam em desarmonia, irritados, preocupados ou zangados, o magenta é a cor ideal para mudar este clima.

Quando alguém atinge o equilíbrio no campo emocional e psicológico, essa cor proporciona a sensação de plenitude.

É uma cor capaz de levar o ser das profundezas da consciência quase ao estado inconsciente. A luz magenta eleva o ser ao reino que transcende o físico, permitindo a conscientização real.

Por ser a cor do espírito, é o retrato da alma responsável pela transição para o espiritual. Por isso, é próprio às pessoas interiormente maduras.

Use raramente essa cor, apenas com propósitos de levar a pessoa às esferas espirituais.

Tem propriedade de realçar o efeito do violeta e pode causar desejo de fugir das situações oriundas da vida na matéria.

Desestimula a aceitação de desafios e torna-se uma cor perigosa para aqueles que têm tendência a fugir da realidade.

O emprego da cor magenta para as pessoas que estejam desequilibradas, oprimidas ou com muitos problemas é altamente perigoso, pois uma cor que proporciona toda sensação de liberdade espiritual como o magenta, dependendo do grau do desequilíbrio em que a pessoa se encontra, pode até induzir ao suicídio pelo anseio de não ser mais oprimida. Isso é claro para as pessoas que têm tendência suicida.

O magenta eleva a pessoa a tal ponto que a faz sentir desejo de desmaterializar.

Estimula a determinação quando às coisas relacionadas ao espírito.

O uso de roupa magenta proporciona a elevação do padrão energético, se a pessoa for consciente o bastante. Transmite suntuosidade, festividade e realeza. Impõe um comando, mas sem exigência.

O magenta na decoração mantém a disposição, a calma, a tranqüilidade, com sentimento controlado e fornece concentração.

Seu uso é indicado em salões, capelas, salas de leitura e conferências.

Não é recomendado para áreas de lazer.

PÚRPURA

Tanto o púrpura quando o escarlate são combinações do vermelho com o azul. Porém, o púrpura contém mais azul e menos vermelho; enquanto o escarlate tem mais vermelho e menos azul.

A cor púrpura é vasodilatadora e diminui a pressão do sangue; é usada nos casos de menstruação excessiva. No tratamento de hemorragia intensa, o índigo deverá ser substituído pelo púrpura, pois também possui propriedade de reduzir a hemorragia, sem o risco de formar coágulos. O efeito coagulante do púrpura é menor, porque contém uma quantidade maior de vermelho que o índigo.

Tem efeito analgésico, antitérmico, narcótico, hipnótico e calmante. Para se obter esses efeitos, é necessário longa exposição.

Indicado para o tratamento dos pulmões, rins, malária, queimações do estômago (sem inflamação), estimulante nervoso, sangramento do nariz, irritação na pele e calmante sexual.

Aplica-se o púrpura quando se necessita de animação, sem mescla de irritação.

Simboliza a cor da ira (púrpuro-rubro de raiva), da divindade, dignidade, realeza e majestade (púrpura real).

ESCARLATE

O escarlate eleva a pressão do sangue. É estimulante e energizante do coração, do sistema arterial e dos rins. É vasoconstritor, provoca constrição dos vasos sanguíneos.

A cor escarlate é indicada para casos de menstruação insuficiente, pois estimula o fluxo menstrual. Tem efeito abortivo, tanto provoca quanto acelera a expulsão do feto.

Energiza o mecanismo sexual, sendo útil nos casos de impotência e frigidez. O escarlate desperta o desejo sexual. Como regenerador sexual, é recomendado para qualquer pessoa de potência diminuída.

MARROM

O marrom é a cor da integração e do oferecimento, até do sacrifício. Indica compromisso; ajuda-nos a sermos mais práticos. Transmite calma e ponderação; ajuda a refrear extravagâncias.

O marrom é ligado à terra, associa-se às coisas sólidas, seguras e permanentes; sugere confiança e muita segurança. É uma cor agradável e também indica planejamentos a longo prazo. O marrom na aura indica personalidade mutável ou uma situação comercial em mutação.

As tonalidades escuras do marrom podem causar certo desconforto e mal-estar no indivíduo, podendo até induzir a uma atitude negativa perante a vida.

Capítulo Sete

DICAS COLORIDAS PARA O DIA-A-DIA

Durante todo o livro, foram apresentados os diversos aspectos onde a cor atua. Com o conhecimento da cor certa para o momento adequado, resta apenas usarmos a imaginação para fazermos uma distribuição adequada das cores. Basta, para isso, usar a criatividade. Pois tudo o que adquirimos possui uma cor, e assim, resta-nos somente escolher a cor certa, de acordo com o ambiente, a condição interna da pessoa e até mesmo o que queremos despertar quando estivermos olhando e usando o objeto adquirido. Esse pode ser um tapete, tapeçaria, quadros, enfeites, bibelôs, etc.

A realidade é que a cor, colocada estrategicamente na frente da pessoa – num quadro na parede ou em cima de uma escrivaninha onde se trabalha, num enfeite qualquer de mesa – influencia sutilmente no estado interior do indivíduo. Como vivemos num mundo onde as cores fazem parte do dia-a-dia e, de uma forma ou de outra, exercem poderosa influência no comportamento das pessoas, a escolha da cor das paredes, cortinas, tapetes, móveis e peças de decoração causarão sensações específicas sobre elas.

Por isso a importância de um decorador quando vamos decorar a casa, pois ele, se for consciente e capaz, além de distribuir corretamente os móveis, usará cores que podem deixar o ambiente mais aconchegante.

A partir de um conhecimento das diversas sensações provocadas em nós pelas cores, criar-se-á um efeito bastante proveitoso, dando as condições ideais durante o período que permanecemos no ambiente.

No Ambiente Familiar

Mesmo sem alterar toda a cor da casa, podemos usar algumas coisas coloridas que produzam efeitos benéficos para cada cômodo, de acordo com seu uso. Por exemplo:

Na cozinha, onde o laranja tem a função de despertar o apetite, essa cor é ideal nas toalhas de mesa, jogo americano, guardanapos, etc. Pelo fato do laranja ser associado ao bom paladar, convém ter alguns detalhes dessa cor na frente do fogão. Se o objeto usado com a cor for grande, como uma toalha de mesa, deverá ser em tons claros para não saturar; caso seja um pequeno detalhe colorido, podemos usar um tom vivo para destacar.

No quarto, convém mencionar que, ao apagarmos a luz, qualquer objeto colorido deixará de produzir seu efeito por fata de incidência luminosa sobre ele, como foi mencionado anteriormente.

Assim, quadro ou tapeçaria colorida na parede, ou mesmo colcha ou cobertor só produzirá efeito enquanto a luz permanecer acesa. Um detalhe muito importante no quarto é a luz do abajur; essa assim, enquanto acesa, produz não só um contato óptico com a cor, como também emana o raio colorido que nos afeta, causando um efeito característico dela. Resumindo o que foi melhor explicado anteriormente, os efeitos são: o azul é calmante, aconchegante e possibilita um sono profundo, podendo ser usado nos casos de insônia; o verde é recomendado para se manter as devidas proporções do sono, também em alguns casos de insônia; rosa é uma cor que permite um envolvimento adequado entre o casal, criando condições de um relacionamento físico, porém com sentimento; o vermelho, como uma cor quente e estimulante, não é recomendado para o uso diário porque proporciona um sono agitado e não nos permite relaxar para dormir. Porém, há situações em que é conveniente o uso dessa cor, por exemplo quando a temperatura está muito fria ou quando vamos dormir tarde e precisamos acordar cedo com uma disposição extraordinária; nessas situações, o vermelho é a cor mais indicada, apesar de não poder ser usada freqüentemente.

No banheiro, uma "dica" bastante prática é instalar uma luz amarela acima ou ao lado do espelho da pia, pois isso produzirá efeitos tais como: o amarelo é associado à luz do sol, dando-nos a sensação de dia claro, o que nos ajudará a despertar mais alegres; quando nos vemos pelo espelho com semblante refletido pelo amarelo, que representa alegria, essa sensação fará com que o mesmo dia seja melhor conduzido. A luz afeta suavemente a epiderme e obtemos também os efeitos benéficos dessa cor para limpar a pele, removendo os cravos, espinhas e manchas, bem como facilitando a regeneração dos tecidos. Se a permanência diante do espelho for mínima, o efeito da cor pode não ser tão acentuado, porém devemos criar hábitos matinais que se conciliem com o uso de uma cor adequada para recebermos o benefício de seus raios.

Qualquer luz colorida acesa, mesmo que não seja o centro de nossa atenção visual, estará emanando seus raios benéficos sobre nós, como por exemplo quando estamos lendo o jornal, revista, cozinhando ou exercendo qualquer outra atividade.

É importante ressaltar que se estivermos mentalmente ligados à cor, ela atuará com mais profundidade, porque a energia mental é mais poderosa que a energia elétrica.

O efeito da cor independe de nossa crença nela, tanto que quando aplicada em animais, traz resultados tão eficazes que nos provam a veracidade do efeito dos raios coloridos.

Na sala, convém observar todas os ângulos para sabermos se há necessidade e vantagem em acrescentarmos algumas cores. Essa função deixo a você, que, ao terminar de ler esse livro, possuirá maior conhecimento sobre as cores e saberá como fazer melhor uso delas no seu ambiente familiar.

No Ambiente de Trabalho

Para o ambiente de trabalho, aqui vão algumas "dicas" para facilitar seu desempenho profissional: o vermelho é uma cor que estimula, elimina a sonolência, porém satura com facilidade; no geral apenas um detalhe da cor é suficiente. O laranja, mantém uma boa capacidade de concentração, facilitando tomar decisões; convém sempre ter algum detalhe dessa cor sobre a mesa de trabalho. O amarelo provoca um estímulo da capacidade psíquica e para quem trabalha muito com a mente ou passa muito tempo diante de um computador, essa cor é ideal; se você puder usar algo amarelo em volta do teclado ou do visor, seu desempenho será muito maior. Talvez você não possa mudar a disposição das coisas em seu ambiente de trabalho, porém convém criar qualquer maneira discreta de empregar alguma cor que lhe beneficie ou a alguém que você queira ajudar ou ensinar. Cabe aos empresários adotarem as cores ideais para o segmento da empresa, bem como para proporcionar uma condição adequada de trabalho aos funcionários. Podem distribuir as cores de tal forma que elas propiciem condições melhores de trabalho, com a finalidade de trazer bem-estar e disposição suficiente aos seus empregados, para que mantenham o ritmo de execução. Numa atmosfera bem equilibrada de cores, podem ocorrer estímulos sem saturação, proporcionando sensações agradáveis que fazem com que os funcionários se compenetrem no que estão fazendo, sem dispersão ou perda do "pique".

Para isso, convém uma observação minuciosa em cada segmento, para que seja feita uma distribuição de cores de tal forma que não alterem o padrão e nem a estrutura do ambiente.

Se aplicadas algumas cores em pontos estratégicos, obtém-se excelentes resultados, como: uma tapeçaria ou um grande quadro com predominância de marrom (tons claros) atrás da mesa do funcionário que atende clientes transmitirá uma sensação de segurança e confiabilidade. Quando os funcionários trabalham em um ambiente sob calor e pressão, convém abusar do azul nos locais de descanso e no restaurante, pois com o uso dessa cor será mais fácil adquirir as condições necessárias para o retorno ao trabalho. Se a parte interna dos banheiros das empresas forem pintadas de vermelho, será evitada a longa demora dos funcionários nessa área.

Capítulo Oito

CONSIDERAÇÕES GERAIS

O uso das cores apropriadas faz com que os tratamentos usados para cada disfunção orgânica apresentem resultados satisfatórios. Resultados não somente ao nível físico, como também de maneira sutil no emocional e psicológico do ser. Seu efeito, para que seja eficiente, depende de uma assiduidade no tratamento. De nada adianta conhecer as cores adequadas e não usá-las.

A dedicação com que se recorre às cores é um ponto favorável para a recuperação. Como as cores apresentam uma reação orgânica a partir do uso de luz colorida e da água solarizada, independe o fato da pessoa acreditar ou não no seu efeito. Mesmo assim, convém lembrar que a energia de fé da própria pessoa naquilo que está fazendo mobiliza todo seu campo energético para receber os raios coloridos, esses agem mais rapidamente porque são potencializados com a energia do desejo na recuperação. Como também, se a pessoa que estiver fazendo a aplicação usar sua imaginação e criar mentalmente uma imagem da cor penetrando o organismo, estará potencializando o tratamento com sua própria energia e, nesse caso, os efeitos poderão surgir mais rapidamente.

A maneira pela qual vamos fazer o tratamento com as cores deve ser conciliada com a nossa rotina diária e adaptada às condições de cada pessoa. Pois um tratamento metódico muitas vezes distancia-nos da prática em função dos compromissos. Para evitar isso, é importante usar a criatividade como uma das diversas formas de utilização das cores apresentadas no Capítulo Dois.

O tempo para a aplicação de cada cor, mencionado nas respectivas doenças, é o mínimo necessário para se obter os efeitos. Obviamente, se você tiver disponibilidade poderá aumentá-lo, porém mantendo as devidas proporções entre as cores usadas no tratamento. Por exemplo: se estiver sendo indicada a luz azul durante 5 minutos e a laranja por 3 minutos, ao aplicar o azul por 10 minutos, o laranja deverá ser usado durante 6 minutos. Respeitando apenas o tempo máximo de aplicação mencionado no Capítulo Dois (Tempo de Exposição).

No tocante à freqüência de aplicações, se constar no tratamento duas vezes ao dia e você puder fazer só uma vez, basta dobrar o tempo de cada cor. Nos casos mais graves, o número de vezes de tratamento poderá ser aumentado. Assim como a partir do momento em que a pessoa sinta-se melhor, você poderá ir espaçando as aplicações, chegando a uma vez por semana, e quando a recuperação for completa pode suspender o tratamento.

Em se tratando de tempo de aplicação e freqüência, é importante salientar que por trás de cada doença há um ser humano que merece ser visto como tal.

Após ter conhecido melhor as diversas características das cores, estando com a pessoa você poderá avaliar melhor seu estado e disponibilidade de aplicação, bem como a possibilidade de alterar alguma cor no tratamento, desde que você esteja apto para fazer isso. Caso contrário, use somente as cores apresentadas.

O uso das cores NÃO DISPENSA O TRATAMENTO MÉDICO. Você poderá fazer uso delas juntamente com qualquer tratamento médico e medicação que esteja tomando. Só deve suspendê-los se e quando seu médico decidir.

A ciência médica atual trata apenas dos sintomas da doença, mas não é indispensável no processo de cura das pessoas. Os remédios utilizados por ela ajudam a amenizar os efeitos das doenças, mas infelizmente não removem as causas que deram origem a elas.

Quando uma doença se manifesta fisicamente, é sinal de que o ser humano está vivendo um conflito entre a mente e a alma. Estará havendo um desequilíbrio energético, ou seja, uma das partes do todo apresenta-se em desarmonia e passa a viver energeticamente de maneira oposta ao seu interior.

O tratamento holístico envolve o físico, o emocional e o espiritual. Nesse último é onde encontramos a causa de todas as desordens ou a origem das doenças. Da mesma forma que o espiritual reflete no material ou no físico, este também reflete no espiritual.

Podemos adotar três formas de atuação num tratamento holístico:

1. do espiritual para o mental e físico;
2. do emocional para o espiritual e por conseqüência para o físico;
3. do físico para o mental e o espiritual.

No primeiro, vamos direto na causa, conscientizando a pessoa de suas crenças e padrões doentios. Ampliando sua visão do quadro em que está vivendo, isso resultará numa melhora gradativa, dependendo do tempo que o indivíduo levará para fazer suas mudanças interiores. Por se tratar de crenças muito arraigadas na sua personalidade, a pessoa precisará de calma para quebrá-las e substituí-las por outros valores condizentes à sua transformação.

Caso a pessoa consiga eliminar por completo esses padrões doentios (mágoa, ressentimento, ódio, etc.), o físico reagirá quase que instantaneamente, elevando os átomos que compõem o órgão ou região do corpo afetada. Há uma mudança quântica que restabelecerá a normalidade.

No segundo tipo, entramos no campo das emoções, onde os padrões do espírito se manifestam antes de somatizarem-se no físico. Neste campo encontramos a manifestação das crenças em forma de desejo. Essa sensação é uma força criadora que direciona toda a energia do ser.

Considerando a grande capacidade criadora que temos, podemos ainda dizer que aquilo que desejamos está sendo criado e isso materializa-se no corpo como doença ou saúde; ou a nossa volta como uma condição de vida boa ou ruim.

Os padrões e crenças do espírito manipulam a energia dos desejos e esses vão se plasmando em torno do corpo como "agrégoras" ou "formas de pensamentos", positivas ou negativas. As formas de pensamento positivas são aquelas consideradas benéficas para o nosso desenvolvimento. São produzidas a partir da crença de que somos capazes ou merecedores, criando assim condições adequadas para a realização na matéria.

As formas de pensamento consideradas negativas são criadas a partir das crenças de que não somos capazes, não merecemos, é muito para mim etc.; ou quando criamos necessidades que não fazem parte do nosso projeto de vida atual. Quando isso ocorre, criamos desejos que quando frustrados geram uma carga energética nociva que fica à nossa volta e nos influencia negativamente, podendo somatizar a doença no físico.

O terceiro tipo de atuação do tratamento holístico seria a partir do físico para a cura espiritual.

Neste trabalho, contamos com os recursos da medicina tradicional e das técnicas alternativas que vêm auxiliando a recuperação das pessoas.

A partir do órgão do corpo em que a doença se manifestou, podemos identificar quais os padrões ou crenças que devemos trabalhar.

Essa relação doença e causa é estudada pela metafísica, que faz uma associação entre a função que o órgão desempenha no corpo com o tipo de conflito apresentado na personalidade. Este estudo é muito amplo e poderá ser abordado numa próxima obra.

Capítulo Nove

TERAPIA DAS DOENÇAS ATRAVÉS DAS CORES

A

Acidez gástrica — Aplicar luz colorida verde (3min) e azul (3min), duas vezes ao dia enquanto apresentar dor. Utilizar também água solarizada nas cores verde (antes das refeições) e azul (após as refeições).

Ácido úrico — Tomar água solarizada verde e laranja, um copo de cada cor por dia. Acrescentar água solarizada azul um dia sim outro não.

Acne ou espinha — Aplicar luz amarela (5min) duas vezes ao dia e luz azul (2min) uma vez ao dia. Após acontecer a drenagem da espinha, continuar aplicando o azul (5min) durante 3 dias.

Afonia — Aplicar luz índigo (5min) e verde (2min), três vezes ao dia. Água solarizada azul três vezes ao dia, gargarejar com meio copo e tomar a outra metade.

Aftas — Usar água solarizada azul e verde, fazer gargarejo, tomar o azul duas vezes ao dia e o verde uma vez.

Aids — Recomenda-se o contato óptico com a cor índigo o máximo de tempo possível. Tomar água solarizada violeta três vezes ao dia e azul uma vez ao dia. Usar também luzes nas cores: verde (5min), azul (5min) e violeta (5min). Elas deverão ser aplicadas na coluna e no sistema circulatório, três vezes ao dia. Pois além de tratar o sistema imunológico, tratamos também as doenças oportunistas.

Alergia	Água solarizada verde e azul, uma vez ao dia. No caso de erupção da pele, aplicar luz verde (2min) e azul (5min).
Amenorréia	Desde que a mulher não esteja grávida, usar luz escarlate (5min) e laranja (2min), aplicar no baixo ventre.
Amigdalite	Fazer gargarejo com água solarizada azul, três vezes ao dia. Usar luz verde (2min), azul(2min) e índigo (2min), duas vezes ao dia.
Anemia	Tomar água solarizada vermelha três vezes ao dia. Usar luz vermelha (5min) na corrente sanguínea, duas vezes ao dia.
Aneurisma	Aplicar luz verde (3min) e azul (5min) na região da cabeça.
Angina	Aplicar luz azul (5min) e índigo (5min) na região, três vezes ao dia.
Ansiedade	Recomenda-se o contato óptico com a luz azul (5min) na região frontal.
Apendicite	Aplicar a luz verde (3min), azul (5min) e índigo (5min), duas vezes ao dia. Aplicar na região direita abdominal.
Arteriosclerose	Aplicar luz verde (3min) e azul (5min) na região.
Artrite	Aplicar luz azul (5min) duas vezes ao dia, intercalar o índigo e o laranja (3min), uma vez ao dia. Aplicar na coluna e nas juntas afetadas.
Artrose	Aplicar luz azul (5min), violeta (3min) e laranja (1min), na coluna e nas juntas afetadas.

Asma — Luz e respiração laranja (5min) e vermelha (1min). Caso o sistema respiratório esteja debilitado, usar numa aplicação o vermelho e na outra o amarelo, também por (1min). Esse tratamento deverá ser feito duas vezes ao dia. Para os casos crônicos, acrescentar a cor limão (2min) e o índigo (2min) em horários separados por outra aplicação, uma vez ao dia. Asma cardíaca, laranja (5min) e vermelho (2min) no coração. Nas crianças, além do tratamento acima, usar luz vermelha (1min) no pâncreas.

Ataques cardíacos — Enquanto não chegar o socorro médico, utilizar a projeção mental ou luzes intercaladas entre o azul, o laranja e o vermelho. No período de recuperação, usar luz e respiração na cor verde (5min), laranja (5min) e azul (5min), duas vezes do dia.

Aterosclerose — Aplicar luz verde (3min) e laranja (5min) na corrente sanguínea.

Azia — Usar água solarizada verde antes das refeições e amarelo após. Recomenda-se também luz verde (3min) e amarela (3min), duas vezes ao dia.

B

Bexiga — Aplicar luz verde (2min) e azul (5min) uma vez ao dia, pela manhã. À tarde, aplicar luz púrpura (2min) e amarela (5min). Recomenda-se água solarizada intercalando o azul e o amarelo; em caso de infecção, substituir o amarelo pelo violeta.

Bico de papagaio — Aplicar luz verde (5min), limão (10min) e amarela (3min). Caso haja dor, aplicar também o azul (10min), uma vez ao dia. Recomenda-se água solarizada limão.

Bronquite aguda — Deverá ser tratada com luz verde (2min), azul (2min) e índigo (5min). Recomenda-se também a respiração da cor índigo, duas vezes ao dia. Basicamente, esse é o tratamento indicado para bronquite, exceto nos casos crônicos e asmáticos, que veremos a seguir.

Bronquite asmática — O tratamento deverá ser feito com luz azul (3min), verde(2min), laranja (2min) e rosa (2min). Recomenda-se também a respiração da cor azul intercalada com a cor laranja, duas vezes ao dia.

Bronquite crônica — Tratar com luz azul (2min), limão (2min) e laranja (5min). Recomenda-se também a respiração da cor laranja, duas vezes ao dia. O tratamento deverá ser feito por todo o aparelho respiratório, se atendo mais à região dos brônquios.

Bursite — Aplicar luz verde (2min), azul (5min) e índigo (5min). Uma vez ao dia tratar a região.

C

Cãibra — Aplicar luz laranja (10min) para descontrair os músculos, logo após aplicar luz azul (5min) para amenizar a dor. Obs: o azul só poderá ser aplicado depois que passar a cãibra.

Cálculo — Renal e biliar: luz laranja (10 min) e amarela (2min). Aplicar nas costas, na altura dos rins, e no abdome, duas vezes ao dia. Recomenda-se também água solarizada laranja.

Calos — Aplicar luz verde (5min) e azul (3min), uma vez ao dia.

Câncer Aplicar luz verde-limão (5min), índigo (5min) e violeta (5min), uma vez pela manhã e outra à noite. À tarde, aplicar luz verde-limão (5min), laranja (5min) e violeta (5min). Recomenda-se também o uso de água solarizada nas cores violeta, verde-limão e laranja. A cada dois copos de violeta, tomar um de verde-limão e outro de laranja. Aconselho também o contato óptico com a cor laranja. Além do tratamento descrito acima, é importante usar a cor que fortalece o sistema afetado pelo câncer.

Catarata Tratar o olho afetado com luz de baixa intensidade, nas cores verde (30s), azul (1min) e índigo (2min), duas vezes ao dia.

Catarro Aplicar luz amarela (5min) e verde-limão (2min) nos pulmões e vias respiratórias, duas vezes ao dia, até haver a eliminação total do muco catarral.

Caxumba Aplicar luz verde (2min), azul (5min) e Índigo (3min) nas glândulas salivares localizadas à frente dos ouvidos, duas vezes ao dia.

Celulite Aplicar luz verde (5min) e azul (5min) na região, uma vez ao dia.

Ciática Aplicar luz azul (10min) na face posterior da coxa, uma vez ao dia. Caso a dor esteja acentuada, repetir a aplicação.

Cirrose Aplicar luz verde (1min), verde-limão (2min), amarelo (2min), vermelho (1min) e azul (5min) no fígado, duas vezes ao dia. Recomenda-se água solarizada azul, vermelha e amarela. Para cada dois copos de azul, tomar um copo de vermelho e outro de amarelo.

Cistite	Aplicar luz verde (1min), azul (5min), índigo (3min), violeta (2min) e rosa (2min) na bexiga, duas vezes ao dia. Recomenda-se água solarizada azul.
Cistos	Utilizar luz verde (2min), laranja (5min) e azul (1min) no local, duas vezes ao dia.
Coceira	Aplicar luz verde (1min) e azul (5min) no local quando surgir o sintoma.
Cólera	Usar luz verde (3min), azul (5min), índigo (3min) e violeta (5min) na região intestinal, duas vezes ao dia. É importante o uso de água solarizada azul e violeta.
Cólica	Intestinal, menstrual e renal: aplicar luz verde (1min), laranja (5min) e azul (10min) na região, duas vezes ao dia.
Colite	Empregar luz verde (5min), azul (10min), índigo (5min) e rosa (2min) no cólon, duas vezes ao dia.
Conjuntivite	Usar luz de baixa intensidade verde (30s.), azul (1min) e índigo (2min), três vezes ao dia.
Convulsões	Aplicar luz verde (1min) e índigo (10min).
Coqueluche	Aplicar luz verde (2min), azul (5min) e índigo (3min) nas vias respiratórias, uma vez ao dia.
Coriza	Aplicar luz verde (3min) e índigo (5min), uma vez ao dia (manhã). Se o sintoma persistir durante o dia, aplicar também à noite.
Cortes	Aplicar luz azul, enquanto estiver sangrando. Após o estancamento do sangue, aplicar o violeta (2min) para evitar a infecção.

No processo de cicatrização, utiliza-se a cor amarela (5min) e azul (3min), uma vez ao dia. Caso haja infecção, utilizar azul (5min) e violeta (3min), duas vezes ao dia.

Corrimento vaginal Aplicar luz verde (2min), azul (5min), violeta (5min) e rosa (3min) no baixo ventre, uma vez ao dia.

Cravos Aplicar luz amarela (5min), uma vez ao dia.

D

Dengue Aplicar luz verde (5min), azul (5min) e violeta (5min) por todo o corpo. Recomenda-se água solarizada azul e violeta.

Depressão Aplicar luz amarela (5min) e laranja (5min) na região cardíaca frontal e por toda cabeça. Recomenda-se muito contato óptico com o laranja e o amarelo.

Dermatite Aplicar luz verde (3min), azul (5min) e índigo (3min) na região, duas vezes ao dia.

Derrames Aplicar luz verde e azul até que a pessoa seja socorrida no hospital. Após ter passado a fase crítica, utilizar as cores verde (5min), azul (5min), amarelo (3min), vermelho (2min) e laranja (5min), duas vezes ao dia.

Desidratação Tomar água solarizada azul e vermelha. Para cada dois copos de azul, tomar um de vermelho.

Diabete Aplicar luz verde (2min) e amarela (10min), duas vezes ao dia, no pâncreas. É importante ingerir água solarizada amarela.

Diarréia	Aplicar luz verde (5min) e índigo (10min) no abdome, duas vezes ao dia.
Difteria	Aplicar luz verde (2min), azul (5min), violeta (5min) e laranja (2min), três vezes ao dia, na região da garganta. Recomenda-se água solarizada azul e violeta. Fazer gargarejo com meio copo e tomar a outra metade.
Doença de Chagas	Aplicar luz verde (5min), vermelha (5min) e azul (5min) na região cardíaca e abdominal, três vezes ao dia. Recomenda-se água solarizada das mesmas cores.
Dor de cabeça	Aplicar luz verde (3min) e azul (7min) na região frontal. O azul poderá ser usado enquanto a dor persistir.
Dor de dente	Aplicar luz azul enquanto houver dor. Fazer bochecho com água solarizada azul.
Dor de garganta	Aplicar luz azul (15 min). Recomenda-se gargarejo com meio copo de água solarizada azul, várias vezes ao dia.
Dor na coluna	Aplicar luz verde (10min) e azul (15min) por toda a coluna, duas vezes ao dia.

E

Eczema	Aplicar luz verde (5min), amarela (5min) e azul (5min) na região afetada, duas vezes ao dia.
Edema	Aplicar luz verde (5min), vermelha (5min) e laranja (5min), duas vezes ao dia.
Encefalite	Aplicar luz verde (5min), azul (5min) e índigo (5min), duas vezes ao dia.

Enfarte — Aplicar luz laranja até que a pessoa seja socorrida. No período de recuperação, usar luz verde (10min) e índigo (10min), três vezes ao dia, pela manhã e à noite. À tarde, aplicar luz verde (5min), laranja (5min) e vermelho (2min). A aplicação deverá ser feita no coração e nas principais artérias e veias do corpo.

Enfisema — Aplicar luz laranja (5min), amarela (5min) e verde (5min), duas vezes ao dia.

Enfisema pulmonar — Aplicar luz laranja (5min), amarela (5min) e verde (5min). Recomenda-se respiração nas cores laranja, amarela e verde.

Enjôo — Aplicar luz verde (5min) e azul (5min), duas vezes ao dia. É importante tomar água solarizada nas duas cores.

Enxaqueca — Aplicar luz verde (3min), azul (5min) e índigo (2min) na região frontal da cabeça. Aplicar também a cor verde (3min) no abdome.

Epilepsia — Aplicar luz laranja (5min) e violeta (5min) na cabeça, uma vez ao dia.

Erisipela — Aplicar luz verde (5min), azul (5min) e violeta (3min) na região, uma vez ao dia.

Escabiose — Aplicar luz verde (10min), azul (10min) e violeta (2min) por todo o corpo, duas vezes ao dia.

Estomatite — Bochecho com água solarizada verde e azul. A cada duas vezes de azul, fazer uma de verde.

F

Faringite — Aplicar luz verde (3min), azul (5min) e índigo (2min), duas vezes ao dia. Recomenda-se gargarejo com água solarizada índigo.

Febre	Aplicar luz azul (10min) por todo o corpo. Recomenda-se água solarizada azul.
Fibrona	Aplicar luz verde (5min), laranja (5min), violeta (5min) e rosa (5min) na região do útero, uma vez ao dia.
Fibrose	Aplicar luz verde (5min), laranja (5min) e azul (5min) na região, uma vez ao dia.
Fimose	Aplicar luz verde (3min), laranja (3min) e rosa (3min) no local, uma vez ao dia.
Flebite	Aplicar luz verde (3min) e azul (15min) nas pernas, duas vezes ao dia.
Fraturas	Aplicar luz verde-limão (5min), amarelo (2min) e laranja (3min), três vezes ao dia. Caso haja dor, incluir a luz azul (5min) no final de cada aplicação.
Frieira	Aplicar luz verde (3min) e azul (5min), uma vez ao dia.
Furúnculo	Aplicar luz azul (5min), laranja (2min) e amarelo (1min), duas vezes ao dia.

G

Gagueira	Aplicar luz laranja (10min) na garganta, uma vez ao dia.
Gangrena	Aplicar luz laranja (10min) e verde (5min) no local, duas vezes ao dia.
Gastrite	Aplicar luz verde (5min) e azul (5min), uma vez ao dia. É importante tomar água solarizada da seguinte forma: verde antes das refeições e azul após as refeições.
Glaucoma	Aplicar luz de baixa intensidade no olho na cor índigo (5min).

Gonorréia — Aplicar luz verde (5min) e azul (10min) nos órgãos lombares e genitais, uma vez ao dia.

Gota — Aplicar luz laranja (10min) e verde (3min) na região e no abdome. Recomenda-se água solarizada laranja.

Gripe — Aplicar luz verde (3min), violeta (3min) e azul (3min) nas vias respiratórias e laranja (3min) nos pulmões, três vezes ao dia.

H

Hematoma — Aplicar luz amarela (3min) e laranja (3min), duas vezes ao dia.

Hemorragia interna — Aplicar luz azul (2min), índigo ou púrpura (5min) e o laranja (3min) no local. Hemorragia externa: ver Corte.

Hemorróida — Aplicar luz verde (3min), azul (5min) e vermelha (3min), uma vez ao dia.

Hepatite — Aplicar luz verde (2min) azul (5min) e vermelha (3min) no fígado, uma vez ao dia. Recomenda-se água solarizada azul e vermelha. A cada dois copos de azul, um de vermelho.

Herpes simples — Aplicar luz verde (3min) e azul (5min) no local, duas vezes ao dia.

Hipertensão — Recomenda-se contato óptico com a cor verde e azul.

Hipertiroidismo — Aplicar luz azul (5min) na tiróide, uma vez ao dia. Recomenda-se água solarizada azul.

Hipotiroidismo — Aplicar luz vermelha (5min) na tiróide, uma vez ao dia. Recomenda-se água solarizada vermelha. Caso a pessoa tenha pressão alta, substituir o vermelho pelo laranja.

I

Icterícia — Aplicar luz violeta (5min) e índigo (3min) no fígado, uma vez ao dia.

Indigestão — Aplicar luz verde (3min), amarela (3min) e laranja (3min) no aparelho digestivo. Recomenda-se água solarizada amarela antes das refeições e verde depois das refeições.

Infecção — Aplicar luz verde (3min), azul (3min) e violeta (4min) no local, duas vezes ao dia.

Inflamação — Aplicar luz verde (3min), azul (3min) e índigo (4min) no local, duas vezes ao dia.

Insônia — Usar luz verde ou azul no abajur.

Intestino preso — Aplicar luz amarela (10min) e laranja (5min) no intestino, duas vezes ao dia. Recomenda-se água solarizada amarela, que possui efeito laxante.

Intoxicação — Alimentar: aplicar verde (3min), amarelo (3min) e laranja (3min) no aparelho digestivo. Recomenda-se água solarizada nas cores verde, amarelo e azul.

J

Joanete — Aplicar luz azul (5min) para aliviar a dor e laranja (3min) para suavizar a saliência óssea, uma vez por dia.

L

Laringite — Aplicar luz verde (3min), azul (5min) e índigo (2min), duas vezes ao dia. Recomenda-se gargarejo com água solarizada índigo.

Leucemia — Aplicar luz verde (5min), laranja (5min) e azul (2min) nas costas e principais veias, duas vezes ao dia. Recomenda-se água solarizada verde e laranja.

Luxação — Aplicar luz azul (10min) e laranja (2min) no local, duas vezes ao dia.

M

Má circulação — Aplicar luz verde (3min) e vermelha (7min). Caso haja pressão alta, substituir o vermelho pelo laranja, uma vez ao dia.

Malária — Aplicar luz verde (5min), índigo (3min) e violeta (5min), duas vezes ao dia. Recomenda-se água solarizada violeta.

Meningite — Aplicar luz índigo (5min) e violeta (10min) na coluna e cabeça, duas vezes ao dia. Recomenda-se água solarizada violeta.

Menopausa — Aplicar luz verde (5min), índigo (5min) e rosa (5min) na região do baixo ventre, duas vezes ao dia. Recomenda-se água solarizada rosa.

Miopia — Aplicar luz de baixa intensidade no olho, num dia utilizando o índigo (5min) e no outro a cor laranja (5min).

N

Nevralgia — Aplicar luz verde (2min), azul (5min) e amarela (3min) no nervo afetado, duas vezes ao dia.

P

Palpitações — Aplicar luz verde (5min) e azul (5min) quando surgirem os sintomas.

Paralisia Aplicar luz amarela (10min) e laranja (3min) na coluna e no cérebro, duas vezes ao dia. Recomenda-se água solarizada amarela.

Pneumonia Aplicar luz verde (3min), azul (5min) e índigo (2min) na região das costas. Recomenda-se respiração nas mesmas cores.

Pressão alta Aplicar luz azul (10min) e verde (5min) no sistema circulatório.

Pressão baixa Aplicar luz vermelha (10min) e verde (5min) no sistema circulatório.

Psoríase Aplicar luz verde (3min) e laranja (3min) pela manhã; verde (3min) e índigo (3min) à tarde ou à noite.

Q

Queimaduras Aplicar luz verde (2min), amarela (2min) e azul (5min) no local, três vezes ao dia.

R

Resfriado Aplicar luz verde (3min). Caso não apresente febre, acrescentar o vermelho (3min). Se apresentar febre, substituir o vermelho pelo laranja (3min) e incluir o azul (5min). Quando baixar a febre, permanecer com o verde e o vermelho nas vias respiratórias, e o laranja nos pulmões, duas vezes ao dia.

Reumatismo agudo Aplicar luz verde (5min), amarela (2min) e azul (5min), duas vezes ao dia. Recomenda-se água solarizada azul.

Reumatismo crônico Aplicar luz verde-limão (5min), laranja (5min) e azul (5min), duas vezes ao dia. Recomenda-se água solarizada verde-limão e laranja.

Rouquidão	Fazer gargarejo com água solarizada verde e azul.
Rubéola	Aplicar luz verde (5min), azul (5min), e índigo (5min), três vezes ao dia.

S

Sarampo	Aplicar luz verde (3min), laranja (5min) e azul (5min), três vezes ao dia.
Sífilis	Aplicar luz verde-limão (5min), azul (5min) e violeta (5min) na coluna na e região genital, uma vez ao dia. Recomenda-se água solarizada nas três cores.
Sinusite	Aplicar luz verde (3min), azul (3min) e índigo (3min) nos seios paranasal e frontal, duas vezes ao dia.

T

Taquicardia	Aplicar luz verde (5min) e azul (5min) quando surgirem os sintomas.
Tifo	Aplicar luz verde (3min), azul (5min) e violeta (5min) na coluna, três vezes ao dia.
Torcicolo	Aplicar vermelho (1min), verde (3min) e azul (5min).
Tuberculose	Aplicar luz laranja (5min) e verde (3min) na região do pulmão, três vezes ao dia. Recomenda-se água solarizada laranja.
Tumor	Aplicar luz verde (5min), índigo (5min) e violeta (5min), duas vezes ao dia, pela manhã e à noite. À tarde, aplicar luz verde (5min) e laranja (5min). Recomenda-se tam-

bém o uso de água solarizada nas cores verde, laranja e violeta.

U

Úlcera

Aplicar luz verde-limão (5min) e azul (5min) na região do abdome, duas vezes ao dia. Recomenda-se água solarizada verde-limão antes das refeições e azul após.

V

Verme

Aplicar luz amarela (5min) no intestino, uma vez ao dia. Recomenda-se água solarizada amarela.

Varizes

Aplicar luz laranja (30s), verde (2min) e azul (5min), duas vezes ao dia.

BIBLIOGRAFIA

AMBER, Reuben. *Cromoterapia a cura através das cores*. São Paulo, Ed. Cultrix, 1983.

ANDERSON, Mary. *Cromoterapia - A cura pelas cores*. São Paulo, Ed. Hemus, 1983.

BERGER, Ruth. *A aura e suas cores*. São Paulo, Ed. Pensamento, 1986.

BOWERS, Barbara. *Qual é a cor de sua aura?* 4ª edição, São Paulo, Ed. Saraiva, 1991.

BUCKLAND, Raymond. *O poder Mágico das cores*. 3ª edição, São Paulo, Ed. Siciliano, 1991.

EDDE, Gérard. *Cores para sua saúde*. São Paulo, Ed. Pensamento.

FARINA, Modesto. *Psicodinâmica das cores em comunicação*. 4ª edição, São Paulo, Edgard Blucher, 1990.

GIMBEL, Theo. *A energia curativa através das cores*. São Paulo, Ed. Pensamento, 1980.

GIMBEL, Theo. *Forma, Som, Cor e Cura*. São Paulo, Ed. Pensamento, 1987.

HUNT, Roland. *As sete chaves da cura pela cor*. São Paulo, Ed. Pensamento, 1971.

LACY, Marie Louise. *Conhece-te através das cores*. São Paulo, Ed. Pensamento, 1989.

ROSSETI, Hiezza. *Sucesso em cores*. São Paulo, Ed. Madras, 1993.

SCOTTI, Thomas M.; e ANDERSON, W.A.D. *Sinopse de Patologia*. 8ª edição, Rio de Janeiro, Ed. Cultura Médica, 1979.

SOARES, Paulo Toledo. *O mundo das cores*. 3ª edição, São Paulo, Ed. Moderna, 1991.

Impressão e acabamento
Cromosete
GRÁFICA E EDITORA LTDA.
Rua Uhland, 307 - Vila Ema
Cep: 03283-000 - São Paulo - SP
Tel/Fax: 011 6104-1176

Receba Informações sobre Novos Lançamentos

Obrigado por ter escolhido este livro. Esperamos que você goste dele. Os livros da E. ROKA são para as pessoas que estão procurando "insights" ou realizando mudanças criativas em suas vidas.

Se você quiser fazer parte de nossa mala direta e receber notícias sobre nossos lançamentos e ofertas especiais.

MANDE SEU ENDEREÇO E NÓS LHE ENVIAREMOS NOSSO CATÁLOGO.

Cromoterapia – A Cor e Você

LEITOR ESPECIAL

☐ **SIM** Gostaria de fazer parte do cadastro de Leitor Especial da Editora C Roka Ltda.

NOME		
ENDEREÇO		
TEL.	CIDADE	
EST.		CEP
PROFISSÃO		

DATA E ASSINATURA

Não querendo recortar o livro tire um XEROX ou faça o seu pedido numa folha de papel separado e envie para Editora C Roka Ltda – Rua Dr. Veiga Filho, 698 – CEP 01229-001 Santa Cecília – São Paulo – SP. Tel/Fax (011) 67-4861 / - 862-3475

Editora C Roka Ltda.

COLE AQUI

DOBRE DOBRE

COLE
O SELO
AQUI

Editora C Roka Ltda.
Rua Dr. Veiga Filho, 698
Santa Cecília – São Paulo – SP
CEP 01229-001

DOBRE DOBRE